最新 臨床検査学講座

一般検査学

編集
三村邦裕
宿谷賢一

医歯薬出版株式会社

「最新臨床検査学講座」の刊行にあたって

　1958年に衛生検査技師法が制定され，その教育の場からの強い要望に応えて刊行されたのが「衛生検査技術講座」であります．その後，法改正およびカリキュラム改正などに伴い，「臨床検査講座」(1972)，さらに「新編臨床検査講座」(1987)，「新訂臨床検査講座」(1996)と，その内容とかたちを変えながら改訂・増刷を重ねてまいりました．

　2000年4月より，新しいカリキュラムのもとで，新しい臨床検査技師教育が行われることとなり，その眼目である"大綱化"によって，各学校での弾力的な運用が要求され，またそれが可能となりました．「基礎分野」「専門基礎分野」「専門分野」という教育内容とその目標とするところは，従前とかなり異なったものになりました．そこで弊社では，この機に「臨床検査学講座」を刊行することといたしました．臨床検査技師という医療職の重要性がますます高まるなかで，"技術"の修得とそれを応用する力の醸成，および"学"としての構築を目指して，教育内容に沿ったかたちで有機的な講義が行えるよう留意いたしました．

　その後，ガイドラインが改定されればその内容を取り込みながら版を重ねてまいりましたが，2013年に「国家試験出題基準平成27年版」が発表されたことにあわせて紙面を刷新した「最新臨床検査学講座」を刊行することといたしました．新シリーズ刊行にあたりましては，臨床検査学および臨床検査技師教育に造詣の深い山藤　賢先生，高木　康先生，奈良信雄先生，三村邦裕先生，和田隆志先生を編集顧問に迎え，シリーズ全体の構想と編集方針の策定にご協力いただきました．各巻の編者，執筆者にはこれまでの「臨床検査学講座」の構成・内容を踏襲しつつ，最近の医学医療，臨床検査の進歩を取り入れることをお願いしました．

　本シリーズが国家試験出題の基本図書として，多くの学校で採用されてきました実績に鑑みまして，ガイドライン項目はかならず包含し，国家試験受験の知識を安心して習得できることを企図しました．国家試験に必要な知識は本文に，プラスアルファの内容は側注で紹介しています．また，読者の方々に理解されやすい，より使いやすい，より見やすい教科書となるような紙面構成を目指しました．本「最新臨床検査学講座」により臨床検査技師として習得しておくべき知識を，確実に，効率的に獲得することに寄与できましたら本シリーズの目的が達せられたと考えます．

　各巻テキストにつきまして，多くの方がたからのご意見，ご叱正を賜れば幸甚に存じます．

2015年春

医歯薬出版株式会社

序

　臨床検査教育において，一般検査学はほかの専門的科目の前段階の基礎的科目として位置づけられていたことから，長い間，「臨床検査総論」に含まれていた．

　2014年に「臨床検査技師等に関する法律の一部を改正する法案」が成立し，2015年4月1日から臨床検査技師の業務が拡大され，微生物学的検査等における検体採取が認められるようになった．それに伴い，養成校での指定規則が変更(医療安全管理学1単位新設，人体の構造と機能1単位追加)され，また，大学における承認科目も増加(医療安全管理学)したため，「最新臨床検査学講座」シリーズを刊行するに際し，これまで「臨床検査総論」に収載されていた，採血やそれに伴う安全管理を「医療安全管理学」に移行し，検体の取り扱いと一般検査部分を「一般検査学」に再編纂することになった．

　一般検査の歴史は，戦後，臨床検査が専門化されるにしたがい，いずれにも属さない検査として独立したと考えられている．その後，故小酒井望順天堂大学名誉教授が，「血液，組織，剥離細胞を除いた試料についての外観観察，定性・半定量検査，顕微鏡的観察などを行う検査」を一般検査と命名した．臨床検査の現場では，一般検査は血液以外の検査材料（検体）を扱う検査であり，検査項目は，尿定性検査，尿化学検査（尿定量検査），尿沈渣検査，髄液検査，糞便検査，穿刺液検査，精液検査，寄生虫検査など多岐にわたっている．

　今回，「一般検査学」として発刊するにあたり，全面的に内容の見直しを行い，国家試験出題基準に準拠し，全ての項目を網羅した．臨床検査の教育と現場の乖離をなるべく少なくすることを心がけ，臨地実習のときにも活用できるように配慮した．また，本文の体裁を一新し，図表，写真も新たに加え，さらに側注として，用語解説や関連事項，トピックスなど学生の理解に役立つ情報を記載した．

　「最新臨床検査学講座」の新たな1冊となった本書は，これまで多くの教育機関で臨床検査技師学生の教科書として採用されてきた「臨床検査総論」と同様に，「一般検査学」として重要な役割を果たしていかなければならないと考えている．今後，よりいっそうの一般検査学の向上のため，多くの方々に本書をご活用いただき，ご意見，ご叱正をいただければ幸いである．

2016年2月

著者を代表して　宿谷賢一

● 編　集

三村　邦裕（みむら くにひろ）　東京医療保健大学教授
　　　　　　　　　　　　　　　千葉科学大学名誉教授

宿谷　賢一（しゅくや けんいち）　順天堂大学教授（医療科学部臨床検査学科）

● 執筆者（50音順）

菊池　春人（きくち はるひと）　済生会横浜市東部病院専門部長（臨床検査科）

宿谷　賢一（しゅくや けんいち）　（前掲）

徳原　康哲（とくはら やすのり）　香川県立保健医療大学准教授（保健医療学部臨床検査学科）

三村　邦裕（みむら くにひろ）　（前掲）

横山　貴（よこやま たかし）　新潟医療福祉大学准教授（医療技術学部臨床技術学科）

米山　正芳（よねやま まさよし）　杏林大学医学部付属病院臨床検査部

最新臨床検査学講座
一般検査学
CONTENTS

第1章 概論 ... 1
I 一般検査 ... 1
1 一般検査の意義と重要性 ... 1
2 一般検査学の位置づけ ... 2
II 簡易検査 ... 2
1 簡易検査 ... 2
2 簡易検査実施上の注意 ... 3

第2章 尿 ... 5
I 基礎知識 ... 5
1 尿検査の重要性 ... 5
2 腎臓の構造 ... 5
3 尿の生成と排泄 ... 5
4 尿の組成 ... 6
II 検体採取法・取り扱い法 ... 6
1 採尿時間による分類 ... 6
 1）早朝尿（起床第1尿，早朝第1尿） 6
 2）随時尿（スポット尿） 7
 3）蓄尿（24時間蓄尿） 7
 4）時間尿 7
 5）負荷後尿 7
2 採尿手技（方法）による分類 ... 7
 1）自然尿（自然排尿） 7
 2）カテーテル尿（導尿） 8
 3）膀胱穿刺尿 8
3 尿検体の保存 ... 8
 1）尿沈渣検査検体の保存 9
 2）尿定量検査（化学的検査）検体の保存 9
 3）微生物学的検査検体の保存 9
III 一般的性状 ... 9
1 尿量 ... 9
 1）尿量測定の意義 9
2 臭気 ... 9
3 外観 ... 10
 1）色調 10
 2）混濁 10
IV 尿定性試験紙の取り扱い ... 11
1 概要 ... 11
2 保存法 ... 11
3 目視判定における操作法および注意点 ... 13
V 化学的検査 ... 13
1 尿比重 ... 13
 1）測定法 13
 2）尿比重検査の意義と評価 14
2 尿浸透圧 ... 14
 1）測定法 15
 2）尿浸透圧検査の意義と評価 15
3 尿pH ... 15
 1）測定法 16
 2）尿pH検査の意義と評価 16
4 尿蛋白 ... 17
 1）測定法 17
 2）尿蛋白検査の意義と評価 20
5 Bence Jones蛋白 ... 20
 1）測定法 20
 2）Bence Jones蛋白検査の意義と評価 21
6 微量アルブミン ... 21
 1）測定法 21
 2）微量アルブミン検査の意義と評価 21
7 尿糖 ... 22
 1）測定法 22
 2）尿糖検査の意義と評価 23
8 アセトン体（ケトン体） ... 23
 1）測定法 23
 2）アセトン体（ケトン体）検査の意義と評価 24
9 ビリルビン（胆汁色素） ... 24
 1）測定法 25

2）ビリルビン検査の意義と評価　25
10　ウロビリン体 …………………… 26
　　1）測定法　26
　　2）ウロビリン体検査の意義と評価　28
11　血尿およびヘモグロビン尿，ミオグロビン尿 …………………………… 28
　　1）測定法　28
　　2）尿潜血検査の意義と評価　29
12　亜硝酸塩 ………………………… 31
　　1）測定法　31
　　2）亜硝酸塩検査の意義と評価　31
13　白血球反応 ……………………… 31
　　1）測定法　31
　　2）白血球反応の意義と評価　32
14　アスコルビン酸 ………………… 32
　　1）測定法　32
　　2）アスコルビン酸検査の意義と評価　32
15　乱用薬物スクリーニング検査 … 33
　　1）測定法　33
　　2）乱用薬物スクリーニング検査の意義と評価　33
16　ヒト絨毛性ゴナドトロピン，妊娠反応 …………………………… 34
　　1）測定法　34
　　2）hCG検査の意義と評価　35
17　ポルフィリン体，ポルホビリノゲン … 35
　　1）採尿と保存法　36
　　2）測定法　36
　　3）ポルフィリン体，ポルホビリノゲン検査の意義と評価　37
18　フェニルケトン体 ……………… 37
　　1）測定法　38
　　2）フェニルケトン体検査の意義と評価　39
19　アルカプトン …………………… 39
　　1）測定法（検出法）　40
　　2）アルカプトン検査の意義と評価　41
20　5-ヒドロキシインドール酢酸 … 41
　　1）測定法（スクリーニングテスト）　41
　　2）5-ヒドロキシインドール酢酸検査の意義と評価　42
21　バニリルマンデル酸 …………… 43
　　1）測定法（佐藤らの方法）　44
　　2）バニリルマンデル酸検査の意義と評価　45
22　メラノゲン ……………………… 45
　　1）測定法（検出法）　45
　　2）メラノゲン検査の意義と評価　45
23　脂肪 ……………………………… 46
　　1）測定法（検出法）　46
　　2）脂肪検査の意義と評価　46
24　インジカン ……………………… 46
　　1）測定法　46
　　2）インジカン検査の意義と評価　47
VI　腎機能検査 ……………………… 48
　1　クリアランス …………………… 48
　2　推算糸球体濾過量 ……………… 48
　3　その他の検査 …………………… 49
VII　尿沈渣の形態学的検査法 ……… 50
　1　採尿法と取り扱い ……………… 50
　2　尿沈渣標本の作製法 …………… 51
　　1）方法　51
　　2）遠心器　51
　3　尿沈渣の染色法 ………………… 51
　　1）Sternheimer染色　51
　　2）Sternheimer-Malbin染色　52
　　3）Prescott-Brodie染色　52
　　4）SudanⅢ染色　53
　　5）Berlin blue染色　53
　4　鏡検法 …………………………… 53
　　1）倍率・鏡検法　54
　　2）記載方法　54
　5　尿沈渣成分所見 ………………… 56
　　1）非上皮細胞類　56
　　2）上皮細胞類　58
　　3）円柱類　66
　　4）塩類・結晶類　74
　　5）微生物類，寄生虫類，その他　78

6）自動分析装置による検査　80
　6　尿沈渣検査の意義と評価 …………… 80
　7　尿沈渣成分アトラス ………………… 80
Ⅷ　自動分析装置 …………………………… 85
　1　尿自動分析装置（尿定性検査）……… 85
　2　尿中有形成分分析装置 ……………… 86

第3章　糞便 …………………………… 89

Ⅰ　基礎知識 ………………………………… 89
　1　成分 …………………………………… 89
Ⅱ　検体採取法・取り扱い法 ……………… 89
　1　採取 …………………………………… 89
　2　取り扱い ……………………………… 90
Ⅲ　一般的性状 ……………………………… 90
　1　形状 …………………………………… 90
　2　色調 …………………………………… 90
　3　排便数と量 …………………………… 91
　4　臭気 …………………………………… 91
　5　病的付着物 …………………………… 91
Ⅳ　化学的検査 ……………………………… 92
　1　反応（pH）…………………………… 92
　2　便潜血反応 …………………………… 92
　　1）免疫学的検査法　92
　　2）特徴と注意点　94
　　3）便潜血反応検査の意義と評価　95
　3　胆汁成分 ……………………………… 95
Ⅴ　顕微鏡的検査 …………………………… 96
　1　塗抹標本の作製法 …………………… 96
　2　鏡検所見 ……………………………… 96
　　1）食物残渣　96
　　2）細胞成分　97
　　3）寄生虫卵　97

第4章　脳脊髄液 ……………………… 99

Ⅰ　基礎知識 ………………………………… 99
　1　生成，成分 …………………………… 99

Ⅱ　検体採取法・取り扱い法 ……………… 99
　1　採取 …………………………………… 99
　2　取り扱い ……………………………… 99
Ⅲ　一般的性状 ……………………………… 100
　1　色調 …………………………………… 100
　2　混濁 …………………………………… 101
　3　圧測定 ………………………………… 101
Ⅳ　細胞学的検査 …………………………… 101
　1　細胞数算定 …………………………… 101
　2　細胞分類 ……………………………… 102
　3　塗抹標本の作製法 …………………… 103
　4　細胞学的検査の意義 ………………… 104
Ⅴ　化学的検査 ……………………………… 104
　1　髄液蛋白 ……………………………… 104
　2　髄液糖 ………………………………… 105
　3　髄液クロール ………………………… 105
　4　髄液酵素 ……………………………… 105

第5章　喀痰 …………………………… 107

Ⅰ　基礎知識 ………………………………… 107
Ⅱ　検体採取法・取り扱い法 ……………… 107
Ⅲ　一般的性状 ……………………………… 108
　1　量 ……………………………………… 108
　2　外観 …………………………………… 108
　3　臭気 …………………………………… 109
　4　肉眼的に観察可能な異常物質 ……… 109
Ⅳ　顕微鏡的検査 …………………………… 110
　1　鏡検標本の作製法 …………………… 110
　2　鏡検所見 ……………………………… 110

第6章　胃液 …………………………… 113

Ⅰ　基礎知識 ………………………………… 113
Ⅱ　検体採取法・取り扱い法 ……………… 113
Ⅲ　一般的性状 ……………………………… 113
Ⅳ　顕微鏡的検査 …………………………… 114
Ⅴ　化学的検査 ……………………………… 114
　1　酸度測定 ……………………………… 114

第 7 章　十二指腸液 ……………… 117

- I 基礎知識 ……………………………… 117
- II 検体採取法・取り扱い法 …………… 117
  - 1 十二指腸ゾンデ法 ………………… 117
  - 2 内視鏡的逆行性胆管膵管造影法… 118
- III 胆汁 …………………………………… 118
  - 1 一般的性状 ………………………… 118
  - 2 顕微鏡的検査 ……………………… 118
  - 3 胆汁検査の意義 …………………… 118
- IV 膵液 …………………………………… 119
  - 1 主な生化学検査と意義 …………… 119
  - 2 PFD 試験 …………………………… 120

第 8 章　穿刺液 …………………… 121

- I 基礎知識 ……………………………… 121
- II 検体採取法・取り扱い法 …………… 121
  - 1 採取 ………………………………… 121
  - 2 取り扱い …………………………… 121
- III 一般的性状 …………………………… 122
  - 1 外観 ………………………………… 122
  - 2 比重 ………………………………… 122
  - 3 pH …………………………………… 122
- IV 化学的検査 …………………………… 123
  - 1 化学定量 …………………………… 123
- V 細胞学的検査 ………………………… 124
  - 1 細胞数算定 ………………………… 124
  - 2 細胞分類 …………………………… 124
- VI 穿刺液検査の意義と評価 …………… 127

第 9 章　精液 ……………………… 129

- I 基礎知識 ……………………………… 129
  - 1 組成 ………………………………… 130
- II 検体採取法・取り扱い法 …………… 130
  - 1 採取 ………………………………… 130
  - 2 取り扱い …………………………… 130
- III 一般的性状 …………………………… 130
  - 1 精液量 ……………………………… 130
  - 2 外観 ………………………………… 131
  - 3 pH …………………………………… 131
  - 4 臭気 ………………………………… 131
- IV 精子濃度 ……………………………… 131
  - 1 血球計算板を用いる精子濃度測定法 …………………………………… 132
  - 2 Makler の計算板を用いる精子濃度測定法 …………………………… 132
  - 3 基準範囲 …………………………… 132
- V 精子の運動率と生存率 ……………… 133
  - 1 運動率 ……………………………… 133
    - 1) 運動率の測定方法　134
  - 2 生存率 ……………………………… 134
- VI 形態検査 ……………………………… 134
  - 1 検査法 ……………………………… 135
  - 2 基準範囲 …………………………… 135
- VII 精液中白血球 ………………………… 135
- VIII 精液検査の意義と評価 ……………… 136

第 10 章　その他の体液 …………… 137

- I 気管支肺胞洗浄液 …………………… 137
- II 持続的外来腹膜透析排液 …………… 138
- III 羊水 …………………………………… 140
- IV 鼻汁，汗，粘液 ……………………… 141
- V 関節液 ………………………………… 142
- VI 腟分泌液 ……………………………… 144

第 11 章　結石 ……………………… 147

- I 基礎知識 ……………………………… 147
- II 一般的性状 …………………………… 147
- III 検査法 ………………………………… 147
- IV 結石検査の意義と評価 ……………… 147

| 参考文献 …………………………… 149 | 索引 …………………………………… 153

●**執筆分担**

第1章	宿谷賢一	第3章	三村邦裕
第2章 Ⅰ～Ⅳ	宿谷賢一	第4章	宿谷賢一
Ⅴ（1～16）	菊池春人	第5～7章	米山正芳
Ⅴ（17～24）	德原康哲	第8章	横山 貴
Ⅵ	横山 貴	第9章	三村邦裕
Ⅶ，Ⅷ	宿谷賢一	第10章	横山 貴
		第11章	宿谷賢一

側注マークの見方 　国家試験に必要な知識は本文に，プラスアルファの内容は側注で紹介しています．

用語解説　　関連事項　　トピックス

第1章 概論

I 一般検査

1 一般検査の意義と重要性

　海外では一般検査の概念がなく独立した検査室もないため、それぞれ検査材料（検体）ごとに、尿検査、糞便検査、脳脊髄液（髄液）検査と別々に扱われている。わが国では、血液以外の検査材料（検体）は、一般検査の領域に集約され検査が実施されている（**表1-I-1**）。現在の多くの医療機関では、検体検査の区分は、一般検査、臨床化学検査、血液検査、免疫（血清）検査、微生物（細菌）検査、病理検査に分類される。

　一般検査の歴史は、戦後、臨床検査が専門化されるにしたがい、いずれにも属さない検査として独立したと考えられている。その後、故小酒井望順天堂大学名誉教授が、「血液、組織、剥離細胞を除いた試料についての外観観察、定性・半定量検査、顕微鏡的観察などを行う検査」を一般検査と命名した。

　検査方法は検査材料により異なるが、定性検査、定量検査、形態検査が主体である。検査項目は、尿定性検査、尿化学検査（尿定量検査）、尿沈渣検査、髄液検査、糞便検査、穿刺液検査、精液検査、寄生虫検査などがあり、各医療機関の体系によっても一般検査の範囲はかなり異なっている。

　尿検査と糞便検査は、患者の負担が少ない**非侵襲的検査**であり、多くの生体情報を得られる理想的な検査である。これらの検査は特定の医療機関のみで実施される検査ではなく、クリニックから大学病院まであらゆる検査室において、さらに衛生検査所でも実施されている。また、**スクリーニング検査**としての一面も有しており、医師はこれによって病気の見当をつけ、さらに確定診断のための専門的な検査へと導く手がかりとする。もしこの段階の検査にミスが生じると、どんなに高度な検査が行われても正しい診断はできず、それだけ治療開始が遅れることを、臨床検査技師はよく認識しなければならない。

　一般検査のなかには、スクリーニング検査のみではなく、確定診断に直接結

> **非侵襲的検査**
> 検体を採取するために針を刺すことや、患者に苦痛や負担をかけることなく実施する検査。

> **スクリーニング検査**
> 病状が顕在化していない患者に対して検査を実施し、潜在する疾患を発見する目的で実施する検査。

表1-I-1　一般検査で取り扱う検査材料

・尿	・胃液	・気管支肺胞洗浄液
・糞便	・十二指腸液	・CAPD排液
・脳脊髄液	・穿刺液	・羊水
・喀痰	・精液	・鼻汁　　　　　など

表 1-I-2 一般検査が関係する領域

尿検査	腎臓，泌尿器，代謝・内分泌，消化器
糞便検査	消化器，感染症（寄生虫）
脳脊髄液検査	脳神経，血液
穿刺液検査	呼吸器，消化器，循環器
関節液検査	整形，代謝・内分泌

びつく検査として，糞便の寄生虫検査，髄液検査，関節液検査などがあり，高価な医療器材などを必要とせずに，簡易に検査技術のみで検査できることは価値がある．

表 1-I-2 に示すように，一般検査が関係する領域は広く，多くの診療科との連携および知識が必要になる．そのため，一般検査を担当する臨床検査技師は，臨床検査全般にわたるジェネラリスト（generalist）的な技術を必要とし，臨床検査技師の力量が試される分野である．

2　一般検査学の位置づけ

従来は，臨床検査教育において，一般検査学はほかの専門的科目の前段階の基礎的科目として位置づけられていた．

尿定性検査は用手法で行う代表的な検査であったが，量的および質的な技術の著しい進歩により自動分析装置で測定する時代になり，現在では 14 項目を同時に測定可能となった．また，近年では糞便の潜血（ヘモグロビン）検査も自動分析装置により測定されるようになり，大腸がんのスクリーニング検査として用いられている．一方，技術面においては，日本臨床衛生検査技師会による国内の尿沈渣検査，髄液検査の技術の標準化事業が進められ，さらに，日臨技認定センターの資格として「認定一般検査技師」制度も設けられ，一般検査は臨床検査の一つの分野として確立された．

II 簡易検査

1　簡易検査

簡易検査は大型の分析装置を必要とせず，手技が簡単で迅速に検査可能で，精度および再現性がよく，しかも経済的であることなどが要求される．一般検査の領域で最も代表的な簡易検査は，尿定性検査の尿試験紙法である．尿定性検査は診察前のスクリーニング検査として非常に重要であり，また学校検尿，3 歳児健診や職場での定期健診などでも広く行われている．さらに，薬局，薬店で販売されている**一般用検査薬（OTC 検査薬）**として，医療機関外で一般人が自分で検査することも可能となっている．

> **認定一般検査技師制度**
> 尿，糞便，髄液，穿刺液，関節液，精液などの検査材料を正しく取り扱う知識および正確な検査技術を有し，業務の指導的役割を果たすことのできる一般検査技師の育成を目的としている．

> **一般用検査薬（OTC 検査薬）**
> OTC とは over the counter（店頭売買）の略語で，薬局，薬店で販売される検査薬のことであり，一般の人が自宅で自己チェックを行うことができる検査薬である．尿蛋白・尿糖検査薬，妊娠検査薬，排卵日予測検査薬が販売されている．

2　簡易検査実施上の注意

　簡易検査はその手技が簡単で，誰でもできるようになっているが，それだけに次のような諸注意を守らないと正しい結果が得られない．

　①それぞれの製品について，その特異性，鋭敏性，再現性などをよく調べ，検査目的に応じたものを選ぶ．
　②検査手技は説明書に従う．
　③各製品の原理をよく理解し，偽陽性・偽陰性に注意する．
　④試薬や装置の管理は通常の検査試薬・装置と同様，適切に行う．

第2章 尿 (urine)

I 基礎知識

1 尿検査の重要性

　尿は，腎臓の糸球体で血液を濾過して生成された排泄物である．尿中成分は血液成分に由来するので，生体内の異常を知るうえで，尿を検査することには重要な意義がある．尿は排泄物であることから採取は容易であり，非侵襲的に検体を採取できるため，臨床検査の材料としては最も適している．しかし，検体の採取方法や取り扱いなどにより結果に影響を及ぼすことがある．

　尿検査は，臨床検査の場で最も広く行われており，基礎的な検査として重要である．また，尿の異常は腎・尿路系疾患のみではなく，全身性の各種疾患との関連もあるので，尿中成分の量的変化や病的な成分の早期発見は臨床的価値が高い．

2 腎臓の構造

　腎臓は，重さ約130g で，長径約11 cm，短径約6 cm，厚さ約3 cm の大きさであり，ソラマメに形容される．後腹膜腔に位置し，左の腎臓は右の腎臓に比べて高い位置にある．機能は，血液を濾過して尿を生成することである．腎臓の内部は外側の皮質と内側の髄質からなり，皮質には血液を濾過して尿を生成するネフロンがある．**ネフロン**（図2-I-1）は，**腎小体**と**尿細管**からなる腎の基本単位であり，一側の腎に約100万個ある．腎小体は糸球体とボーマン嚢から構成される．各ネフロンは，集合管に集まり，腎杯，腎盂につながっている．

3 尿の生成と排泄

　血液中の成分は，腎動脈を経て腎皮質の糸球体へ運ばれる．分子量約67,000未満の分子は糸球体を通過し（濾過され），糸球体濾液（原尿）となる．この原尿には，生体の老廃物（尿素，尿酸，クレアチニンなど），生体に必要な成分（電解質，水分，塩分，糖分，アミノ酸，ビタミン，ホルモン）が含まれる．生体に必要な成分は尿細管腔で再吸収され，原尿の1%が尿となって腎盂に集まり，尿管を経て膀胱に貯留され，尿道より排泄される．このように，腎臓の働きによって尿の生成と排泄が行われ，生体の恒常性を維持している．

> **腎臓の働き**
> 腎臓の働きは3つに大別される．
> ①血液の浄化と尿の生成および排泄
> ②体液量の調整と酸塩基平衡の維持
> ③ホルモン産生

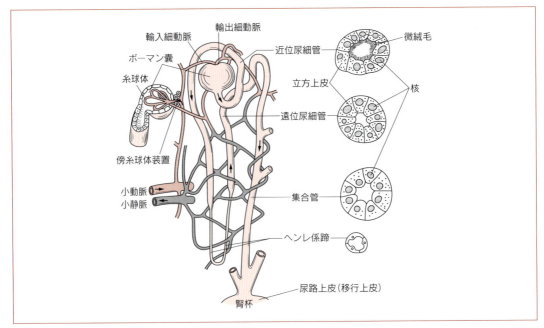

図 2-I-1　ネフロンの構造

4　尿の組成

尿は 90〜95％ が水分であり，残りの主な固形成分は尿素（14〜28 g/日），食塩（10〜15 g/日）が多く，そのほかには，微量のカリウム，マグネシウム，リン酸イオン，クレアチニン，尿酸，アンモニアなどがある．

II 検体採取法・取り扱い法

尿は臨床検査材料のなかで最も容易に採取できる検体であるが，日常生活（食事，運動）による尿中成分の変動幅が大きい．また，採取後，すみやかに検査または前処理を行わないと，細菌の増殖により尿中成分に変化をきたす．

採尿は検査の目的により異なり，通常，採尿時間と採尿手技（方法）により大きく 2 つに分けられる．

1　採尿時間による分類

1）早朝尿（起床第 1 尿，早朝第 1 尿）

就寝時に完全排尿させ，早朝起床直後に採取する尿である．就寝中は，水分の摂取がないために尿は濃縮され，pH も酸性傾向（睡眠中は呼吸数低下により二酸化炭素を蓄積する）になり，日中に比べ尿中成分の変動が小さいことから，早朝尿は検査に適している．早朝尿は安静空腹時の生体の状態を反映し，通常，入院患者の尿検査のうちの尿定性検査，化学的検査，微生物学的検査，尿沈渣検査，尿細胞診検査に用いられる．また，早朝尿は，起立性蛋白尿を除

外できることから学童検診にも適している．

2）随時尿（スポット尿）

早朝起床時以外の時間に採取した尿である．通常，外来患者の尿検査で用いられ，スクリーニング検査としては各種検査に適している．

3）蓄尿（24時間蓄尿）

一般的には24時間の全量を採尿したものである．日内変動の大きい生化学成分やホルモンなど，正確な1日排泄量を定量するための検体として用いられる．方法は，採尿開始前に完全に排尿させて，そのあとの尿から採取し，24時間が経ったら尿意の有無にかかわらず採取する．蓄尿による測定値は，生化学成分の1日量としての評価には優れているが，細胞成分の変性が生じるため尿沈渣検査と尿細胞診検査には適さない．また，蓄尿時に細菌が増殖するので微生物学的検査には使用しない．

4）時間尿

決められた時間内に生成したすべての尿を採取したものである．特定物質の一定時間内での排泄量を知るために用いられる．方法は，24時間蓄尿と同様に採尿開始前に完全に排尿させて，時間がきたら尿意の有無にかかわらず採取する．

5）負荷後尿

薬剤による負荷後や，運動，体位変化などの負荷後に採尿したものである．日常検査では，糖負荷試験，PSP排泄試験，PFD試験などがあげられる．

> **PSP**：phenolsulfon-phthalein，フェノールスルホンフタレイン
>
> **PFD試験**：pancreatic function diagnostant test，膵外分泌機能検査

2　採尿手技（方法）による分類

1）自然尿（自然排尿）

一般的に行われる方法で，普通に採尿する．どの時点の尿を採取するかにより，全尿（全部尿），初尿，中間尿，分配尿に分類される．

(1) 全尿（全部尿）

1回の排尿の始めから終わりまで全量を採取する．蓄尿やPSP排泄試験時に行われる．

(2) 初尿

排尿の始めの部分のみ採取したもので，男性の *Chlamydia trachomatis*（クラミジア・トラコマチス）の検査に用いる．

(3) 中間尿

排尿の最初と最後の部分は採取せずに，中間の部分のみ採取する．一般的な採尿方法で，多くの尿検査に適している．特に女性の場合は，初尿では外陰部や膣などに由来する扁平上皮細胞や細菌などの成分が混入しやすいため，中間

尿を採取する．

(4) 分配尿（Thompson's 2 杯分尿法）

自然排尿を一定基準に分けて採取する方法である．Thompson's 2 杯分尿法がある．

2）カテーテル尿（導尿）

カテーテルを外尿道口から膀胱あるいは尿管まで挿入して採取した尿である．手術後の患者や自然排尿の不可能な患者で行われ，膀胱内にカテーテルを留置し，チューブを体外の蓄尿パックに接続し尿をためる．検体には，体外のチューブ上段部分から採取した，より新鮮な部分の尿を用いる．また，女性の微生物学的検査の場合は，採尿時の外的要因を最小限に抑える目的で用いられる．

3）膀胱穿刺尿

恥骨上で腹壁から経皮的に直接膀胱を穿刺して膀胱尿を採取する方法である．カテーテルによる採尿が不可能な場合にのみ行われる．

> **Thompson's 2 杯分尿法**
> 血尿の出現部位を大まかに確認する方法である．採尿を排尿の前半と後半の2回に分けて実施する．前半のみに血尿を認める場合は前部尿道からの出血，後半のみに血尿を認める場合は後部尿道から膀胱の出血が示唆される．

3 尿検体の保存

尿は放置することにより，有機成分の分解・変性，細菌の増殖などのいろいろな変化を生じやすいので，尿定性検査と尿沈渣検査は採尿後ただちに行うことが原則である（表 2-Ⅱ-1）．24 時間蓄尿は通常，冷暗所で行い，検査目的により保存剤を添加する．保存剤には塩酸，トルエン，アジ化ナトリウムなどを使用する．

> **塩酸蓄尿**
> 蓄尿ビンに 6mol/L 塩酸を約 20 mL 入れる．カテコールアミン，バニリルマンデル酸，ホモバニリン酸，5-ヒドロキシインドール酢酸の検査に使用する．

表 2-Ⅱ-1 放置による尿成分の変化

項目	変化	要因
色調	濃黄褐色化	ウロビリノゲンが酸化されてウロビリンに変化，尿酸塩析出
混濁	混濁増強	塩類析出，細菌増殖，腐敗
pH	アルカリ化	細菌増殖による尿素分解でアンモニア発生
ブドウ糖	減少	主として細菌による消費
ウロビリノゲン	減少	空気中の O_2 により酸化されてウロビリンに変化
ビリルビン	減少	空気中の O_2 により酸化されてビリベルジンに変化，光線による化学分解
ケトン体	減少	アセトン，アセト酢酸の揮発，細菌による消費
ポルホビリノゲン	減少	空気中の O_2 により酸化されてポルフィリンに変化
潜血反応	やや亢進やがて陰性化	はじめは溶血が進むので亢進，やがて POD 酵素活性が落ち陰性化
亜硝酸塩	やや増加やがて陰性化	細菌による硝酸の還元促進．長時間経つと分解して陰性化
沈渣成分	観察困難	赤血球の老化・溶血，白血球・上皮細胞の退行変性，円柱溶解，細菌増殖，塩類・結晶の析出など

これは一般的事項で，どの尿にも一律の変化ではない．保存の状況，含有濃度，共存物質により異なる．

1) 尿沈渣検査検体の保存

尿沈渣は新鮮尿で検査することが原則であるが，やむをえず保存する場合には，尿 100 mL に対して中性ホルマリンを約 1 mL 加えて，冷暗所に保存する．また，日常検査において鑑別困難な細胞や，特殊な細胞成分と円柱成分は，尿沈渣にグルタルアルデヒド・パラホルムアルデヒド混合液を加えることで長期間保存可能である（癌研法）．

2) 尿定量検査（化学的検査）検体の保存

蓄尿時は直射日光を避け，冷暗所に容器を置く．検体提出後，ただちに検査が実施不可能な場合は冷蔵保存（4℃）する．ただし，冷蔵保存は冷却により塩類が析出する場合があるので，検査前に 40℃ くらいに加温してから用いる．24 時間以上の保存の場合は冷凍保存（−80〜−20℃）が必要となる．

3) 微生物学的検査検体の保存

尿定性検査，尿沈渣検査と同様に，採尿後ただちに検査を実施することが望ましい．検査が遅れる場合は，検出目的菌が淋菌の場合は孵卵器（37℃）で保存する．そのほかの目的菌の場合は冷蔵（4℃）で保存する．

III 一般的性状

1 尿量

健常成人では通常，1日に摂取した水分の 40〜60％ が尿として腎臓から排泄され，その平均量は男性 1,500 mL，女性 1,200 mL である．また，1 回の排尿量は通常 200〜400 mL である．

1) 尿量測定の意義

尿量は腎臓の働きを反映しており，尿量測定により腎臓の状態を推定できる．尿量により，多尿，乏尿，無尿に分けられる．尿量増加である多尿は，1日の尿量 2,000 mL 以上が続く場合であり，糖尿病，尿崩症，萎縮腎が疑われる．尿量減少である乏尿は，1日の尿量 400 mL 以下が続く場合であり，脱水した状態（激しい下痢，嘔吐，発汗，胸水・腹水貯留，浮腫），腎血流量が減少した状態（心不全），腎機能が低下した状態（急性腎障害）が疑われる．1日の尿量 100 mL 以下が続く場合を無尿といい，重篤な腎不全のときに起こる．

2 臭気

①正常：わずかに特有な芳香臭があるだけであるが，飲食物や薬剤によっても特有な臭気のすることがある．古い尿では，細菌が尿素を分解してアンモニアを生じ，不快な刺激臭を呈する．

②重症糖尿病：アセトン体が多量に含まれるため，甘酸っぱい果物様の臭いがする．

表 2-III-1　病的状態における色調変化

色調	要因
無色	糖尿病，尿崩症，萎縮腎などによる尿量増加
黄褐色	高熱時，脱水などによる濃縮尿
褐色	黄疸により尿中ビリルビンが強陽性を呈した尿
赤〜赤褐色	血尿，ヘモグロビン（血色素）尿，ミオグロビン尿
暗赤色	ポルフィリン尿
黄褐〜黄黒褐色	メトヘモグロビン尿は，放置により黒色が強くなる アルカプトン尿は，放置またはアルカリ性で黒色変化する 悪性黒色腫の患者尿（メラノゲン）にみられることがある
乳白色	フィラリア症，尿路リンパ管の先天性・後天性の異常による乳白色を呈した尿（乳び尿），重症尿路感染症のときにみられる白血球と細菌または真菌の増加による膿尿（pyuria）

表 2-III-2　薬剤投与による色調変化

色調	要因
赤色	アンチピリン，ラキサトール，エパルレスタット，フェノールスルホンフタレイン（検査試薬）
橙黄色	サントニン，大黄，センナ
青色	メチレンブルー，インジゴカルミン（検査試薬）
暗褐色	L-DOPA
黄色蛍光	ビタミン B_2，フルオレセインナトリウム（検査試薬）

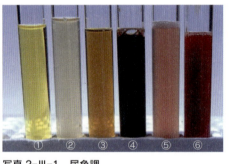

写真 2-III-1　尿色調
①：薬剤尿（ビタミン剤服用），②：混濁尿（尿路感染症），③：ビリルビン尿（閉塞性黄疸），④：血尿（発作性夜間ヘモグロビン尿症），⑤，⑥：血尿（膀胱がん）．

③膀胱炎：膀胱内で細菌により尿素が分解され，アンモニアが生成されるため，新鮮尿でもアンモニア臭を呈する．

④メープルシロップ尿症：小児の先天性アミノ酸代謝異常症の 1 つで，メープルシロップ様の芳香臭のする尿を排泄する．

⑤フェニルケトン尿症：同じく代謝異常であるが，これはネズミの尿のような臭い（強い芳香臭）のする尿を排泄する．

3　外観

1）色調

検体の性状（色調，混濁）を観察することは非常に重要であり，色調から大まかな疾患群を推定できる場合もある（**写真 2-III-1**）．病的状態における変化を **表 2-III-1** に，薬剤投与による変化を **表 2-III-2** に示す．

2）混濁
（1）混濁の原因
　①正常な場合
　・リン酸塩，炭酸塩（早朝尿，蓄尿のアルカリ性の尿で認められる）
　・尿酸塩（早朝尿，蓄尿の酸性の尿で認められる）

②異常な場合
・血尿（多数の赤血球）
・膿尿（多数の白血球，細菌）

(2) 混濁の鑑別手順

①加温する：透明になれば尿酸塩である．
②3％酢酸を数滴加える：気泡を出して透明になれば炭酸塩である．そのまま透明になればリン酸塩である．
③10％塩酸を数滴加える：透明になればシュウ酸カルシウム結晶である．
④10％水酸化カリウムを数滴加える：透明になれば尿酸結晶である．
⑤アルコールとエーテル（2：1）の混合液を加えて振盪する：透明になれば脂肪（乳び尿）である．
⑥尿沈渣の鏡検：①～⑤の操作と別に必ず遠沈し，沈渣を鏡検して有形成分の鑑別を行う必要がある．

Ⅳ 尿定性試験紙の取り扱い

1 概要

　尿試験紙は，尿に浸し，色調変化をみるだけで簡単に結果が得られる「dip & read」方式である．測定原理は化学反応，酵素反応によるものが主である．現在では，複数の項目が同時に測定できる多項目試験紙（最大12項目）が発売されている．操作も簡単で便利であるが，正しい操作法，保存法，判定法をよく理解して利用しないと，精度の高い検査結果が得られない．試験紙の構造は，短冊状のプラスチック片に，試薬を含ませ乾燥させた濾紙（反応部分）を貼りつけたものである．製品により，反応原理，感度，干渉物質，判定時間が異なるので，説明書をよく読んでから実施する必要がある．

　現在の尿定性検査項目は，pH，比重，蛋白質，アルブミン，ブドウ糖，潜血，ケトン体，ビリルビン，ウロビリノゲン，亜硝酸塩，白血球，クレアチニン，アスコルビン酸の13項目である．**表2-Ⅳ-1**に尿試験紙項目と測定原理を示す．

> **干渉物質**
> 尿中に薬剤が排泄されていると反応が妨害され，偽陽性・偽陰性反応の原因になる．特にアスコルビン酸（ビタミンC）による反応阻害で，ブドウ糖，潜血，ビリルビン，亜硝酸塩は偽陰性になる．

2 保存法

　試験紙は各反応部分に酵素や色素が含まれていることから，空気中でも化学反応を起こすので，保存には注意しなくてはならない．試験紙の説明書に従って保存する．

・湿気，直射日光，熱を避けて保管する（冷暗所）．
・有効期限を過ぎた試験紙は使用しない．
・使用時には必要な枚数の試験紙だけを取り出し，ただちに蓋で密栓する．
・試薬部分に手を触れない．

表 2-Ⅳ-1　尿試験紙項目と測定原理

項目	測定原理
pH	複合指示薬法
比重	陽イオン抽出法
蛋白質	pH 指示薬の蛋白誤差法
アルブミン	pH 指示薬の蛋白誤差法
糖（ブドウ糖）	グルコースオキシダーゼ（ブドウ糖酸化酵素）法
潜血	ヘモグロビンのペルオキシダーゼ様反応
ケトン体	ニトロプルシドナトリウム反応
ビリルビン	ジアゾカップリング反応
ウロビリノゲン	ジアゾカップリング反応，エールリッヒアルデヒド反応
亜硝酸塩	グリース反応
白血球	エステラーゼ反応（活性検出）＜ジアゾカップリング反応による＞
クレアチニン	銅-クレアチニン結合体のペルオキシダーゼ様反応
アスコルビン酸	インドフェノール法

表 2-Ⅳ-2　偽陽性・偽陰性反応

	偽陽性	偽陰性	備考
pH	古い尿を用いたとき（細菌増殖）		
蛋白	アルカリ性尿（pH 8 以上） 逆性石けん，アミノカプロン酸（止血剤），キニーネ，クロルヘキシジン	酸性尿（pH 2 以下）	
ブドウ糖	酸化剤（過酸化水素，次亜塩素酸塩，サラシ粉）	ビタミン C L-DOPA ホモゲンチジン酸	
潜血（ヘモグロビン）	酸化剤（過酸化水素，次亜塩素酸塩，サラシ粉）	ビタミン C L-DOPA 亜硝酸塩	
ケトン体	L-DOPA，セファロスポリン フェニルケトン尿		
ビリルビン	大量のクロルプロマジン セレニウム	ビタミン C，亜硝酸塩 古い尿を用いたとき	
ウロビリノゲン	ポルホビリノゲン，インジカン カルバゾクロム，サルファ剤，フェナゾピリジン	抗生物質連続投与 亜硝酸塩	エールリッヒアルデヒド反応によるもの
	フェナゾピリジン	抗生物質連続投与 ホルマリン	ジアゾ反応によるもの
亜硝酸塩（細菌尿）	フェナゾピリジン	ビタミン C 膀胱内停留時間が短い尿を用いたとき 古い尿を用いたとき	採尿後 6 時間で分解する
比重（尿中陽イオン）		強アルカリ性尿 尿素，ブドウ糖，蛋白が高濃度のとき	

3 目視判定における操作法および注意点

①尿検体をよく攪拌したあと，試験紙の反応部分を完全に浸し，ただちに引き上げる．

②試験紙の反応部分についた過剰な尿は，試験紙を取り出すときに容器（ハルンカップ，尿用スピッツ）のふち，またはティッシュペーパーなどに試験紙の側面部分を当てて拭き取る．

③規定の反応時間を厳守し，試験紙の反応部分の呈色と添付の色調表を比較して判定する．

④判定は1,000ルックス前後の白色蛍光灯下で行う．

⑤試験紙の各反応部分の試薬が流れ出て隣の試薬に影響を与える場合があるので，試験紙は水平を保持して判定する．

⑥目視判定には主観による個人差が生じやすいため，同一施設内で判定方法の統一が必要である．

⑦判定は偽陽性と偽陰性の場合も考慮し，必要に応じてより鋭敏な試験管法，反応原理，感度の異なる他社製品などを併用して総合判定する場合もある（表2-Ⅳ-2）．

⑧精度管理は尿試験紙においても必要不可欠である．有効期限内でも保管が悪いと試験紙が劣化することがある．また，同じ会社の製品でもロット差が出ることがあるので，これらのチェックにコントロール尿を用いるとよい．

Ⅴ 化学的検査

1 尿比重（urine specific gravity）

尿比重とは尿に溶けている物質（溶質）の重量であり，尿の濃さを表す指標の一つである．比重に影響する溶質としては，生理的なものではナトリウム，尿素，塩素，カリウムなど，病的なものではブドウ糖などがある．

1）測定法

現在，日常検査として用いられている尿比重の測定法は，屈折計法か試験紙法である．以前は浮秤法，落下法（尿の落下速度から比重を求めるもの）なども用いられてきたが，現在は行われていない．

(1) 屈折計法

尿の屈折率が尿の比重に平行することを用いている．わが国においては，1979年のJSCPノモグラム（表2-Ⅴ-1）に基づいて，屈折率から比重を求めている．

方法

①屈折計のプリズム面をきれいにし，純水を1～2滴滴下し，比重1.000にあわせる．

②蓋を上げ水を拭き取り，尿を同様に滴下し，屈折率を読み取る．

目視判定

目視判定には，呈色の度合いにより3つの方法がある．
①切り上げ法：試験紙の呈色が色調表の色枠よりも少しでも濃い場合には濃度の高い色枠として判定する方法．
②近似選択法：試験紙の呈色により近い色調表の色枠を選択する方法．
③切り捨て法：試験紙の呈色が色調表の色枠に達しない場合には濃度の低い色枠として判定する方法．

偽陽性・偽陰性

偽陽性は，本当ならば陰性にもかかわらず，検査で「陽性」と判定されるもの．偽陰性は，本当ならば陽性にもかかわらず，検査で「陰性」と判定されるもの．

尿比重と尿浸透圧

尿比重は尿に溶けている物質の濃度を重量で表し，尿浸透圧はモル濃度で表しているので，全体としてはかなりよく相関する．ただし，尿にブドウ糖，蛋白，造影剤など高分子の物質が増加すると，比重は浸透圧に比べて高値となる．より簡便に測定できるので日常検査としては比重のほうがよく実施されているが，腎臓での濃縮・希釈力を正確に評価するには浸透圧を調べる必要がある．

浮秤法

屈折計法，試験紙法が普及する以前に行われていた方法で，浮秤（尿比重計）が浮力に反して尿に沈む深さから尿比重を測定するものである．理論的には真の比重を測定することが可能であるが，尿が多量に必要で，温度補正が必要，手間がかかるなどの理由で現在では行われていない．

> 注 意

糖や蛋白を多く含む場合，補正が必要である．
①糖補正：糖 1 g/dL につき，測定された比重から 0.004 を引く．
②蛋白補正：蛋白 1 g/dL につき，測定された比重から 0.003 を引く．

なお最近は，尿を吸引，あるいは滴下すると自動的に屈折率を測定し，対応する比重をデジタル表示するものが一般的となっている．また，自動尿分析装置の中に屈折計が組み込まれていて，試験紙項目と同時に測定されるものもある．

(2) 試験紙法

比重が尿中のナトリウム濃度とほぼ平行することから，尿中陽イオンの量を検出するものである．多項目の試験紙には組み込まれているものが多い．以下の 2 法が主に用いられている．

① 陽イオン抽出法

試験紙には，高分子電解質と pH 指示薬と緩衝材が含まれている．尿中の陽イオン（Na^+，K^+ など）が高分子電解質中の H^+ と置換され，放出される．放出された H^+ による pH の変化を pH 指示薬で検出する（図 2-V-1）．高分子電解質として，メトキシエチレン無水マレイン酸共重合体，ジ（2-エチルヘキシル）リン酸，エチレングリコールビス（β-アミノエチルエーテル）-N,N,N',N'-四酢酸などが用いられ，pH 指示薬としてはブロモチモールブルー（BTB）が用いられている．

② メタクロマジーによる方法

メチレンブルー，デキストラン硫酸ナトリウムの陽イオンによるメタクロマジー（異染色性）による色調変化をとらえるもの．

> 注 意

試験紙法は，原理上ナトリウム（陽イオン）を測定しているため，それ以外の成分（尿素，ブドウ糖）が増加して比重が高くなっているときは，偽低値となる．

2) 尿比重検査の意義と評価

生理的には，尿の濃度は体内の水分量に応じて抗利尿ホルモン（バソプレッシン）によって調整されているため尿比重も変動するが，だいたい 1.005〜1.030 の間になる．比重は体内水分量と腎の希釈・濃縮能によって変化する．尿比重の変化を表 2-V-2 に示す．

基準範囲：
1.005〜1.030

2 尿浸透圧（urine osmotic pressure）

尿浸透圧は尿比重同様，尿の濃さの指標である．浸透圧とは，半透膜を挟んで溶液と純溶媒（水）が存在するとき，溶液へ水が浸透していこうとする力であり，溶液中の溶質（溶けているもの）の分子数，つまりモル濃度に比例する．単位は，水 1 kg あたりの溶質分子またはイオンの濃度（mmol）で表され，

表 2-V-1 JSCP ノモグラム

比重	屈折率	比重	屈折率
1.000	1.3330	1.018	1.3390
1.001	1.3333	1.019	1.3393
1.002	1.3337	1.020	1.3396
1.003	1.3340	1.021	1.3400
1.004	1.3343	1.022	1.3403
1.005	1.3347	1.023	1.3406
1.006	1.3350	1.024	1.3410
1.007	1.3353	1.025	1.3413
1.008	1.3357	1.026	1.3416
1.009	1.3360	1.027	1.3420
1.010	1.3363	1.028	1.3423
1.011	1.3367	1.029	1.3426
1.012	1.3370	1.030	1.3430
1.013	1.3373	1.031	1.3433
1.014	1.3376	1.032	1.3436
1.015	1.3380	1.033	1.3440
1.016	1.3383	1.034	1.3443
1.017	1.3386	1.035	1.3446

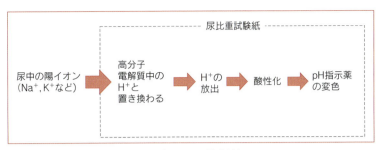

図 2-V-1 尿比重試験紙の原理（陽イオン抽出法）

表 2-V-2 尿比重の変化

高値（>1.025） 高比重尿（高張尿）	脱水（嘔吐，下痢，発熱，発汗などによる） 糖尿病 高張輸液，造影剤使用後
低値（<1.010） 低比重尿（低張尿）	尿崩症（中枢性，腎性） 水分摂取過剰 腎不全回復期（利尿期）
血漿に近い比重（1.010 前後）で持続（持続性等張尿）	腎不全末期（尿濃縮も希釈も行えなくなり，血漿の比重に等しくなる）

mOsm/kg・H₂O が用いられる．

1）測定法

臨床検査としては氷点降下（凝固点降下）法を原理とした自動測定装置が用いられている．凝固点降下とは，希釈溶液の凝固点が溶液のモル濃度に比例して下降することをいう．装置内で尿を冷却して，凍結した（氷晶を形成した）ときの温度から凝固点降下温度を求めて浸透圧を算出する．血清，血漿も同じ装置で測定される．

2）尿浸透圧検査の意義と評価

尿浸透圧は基本的には尿比重と同様な臨床的意義があり，腎の希釈・濃縮能を通して体内水分量を把握しているものである（p.13 側注「尿比重と尿浸透圧」参照）．生体では体内の浸透圧を一定に保つために尿の浸透圧を変化させて調節しているので，尿浸透圧のほうが尿比重より情報としては正確である．尿浸透圧は健常人で 50〜1,300 mOsm/kg・H₂O と大きく変動するが，200 mOsm/kg・H₂O 以下が続く場合は希釈尿，850 mOsm/kg・H₂O 以上が続く場合は濃縮尿とされる．

基準範囲：
50〜1,300 mOsm/kg・H₂O

3　尿 pH（urine pH）

生体にとって体内の pH を一定に保つことは生理的に重要で，動脈血の pH は常に 7.4 前後に保たれている．その調節にかかわる機構としては，呼吸と腎

臓によるものが最も大きい．腎臓では硫酸，リン酸などの不揮発性の酸を尿中に排泄し，尿pHを調節することで体内のpHを一定に保っている．

1) 測定法
(1) 試験紙法
pH指示薬の色調変化による．メチルレッドとブロモチモールブルーを組み合わせたものが多いが，さらにフェノールフタレインを加えたもの，ブロモクレゾールグリーンとブロモキシレノールブルーを組み合わせたものなどがある．pH5～9の間を5，6，7，8，9と1単位ずつ測定するものが多いが，一部途中のpHを6.0，6.5，7.0と0.5単位ずつ測定するものもある．機器測定では5.0，5.5，6.0…と0.5単位ずつ測定するものが多い．
(2) ガラス電極法（pHメータ）
水素イオン選択電極を用いたpHメータによるものである．煩雑であるため，日常検査としては使用されないが，正確度が高いので厳密なpHを把握する必要があるときに用いられる．

2) 尿pH検査の意義と評価
尿は通常弱酸性で，pH5.0～6.5の間にあることが多いが，前述のように体内のpHを一定に保つために常に変動している．したがって，ある一時点の尿pHだけで病態を評価することはむずかしい．酸性側あるいはアルカリ性側に傾く原因には以下のようなものがある．

> 基準範囲：
> 5.0～7.5

(1) 尿pHが酸性側（pH＜5.0）に傾く原因
① 呼吸性アシドーシス
換気障害（気管支喘息，肺気腫，呼吸筋麻痺など）でCO_2が体内に蓄積した結果，炭酸によりH^+が増加し，腎臓でそれを代償するためH^+を尿に排泄しpHが下がる．

② 腎臓以外の原因による代謝性アシドーシス
下痢でHCO_3^-が失われたり，乳酸アシドーシス，ケトアシドーシス（糖尿病，アルコール）などで不揮発性酸が蓄積したりすると，炭酸緩衝系の働きによってH^+が産生され，尿中H^+排泄が増加する．

③ 酸性食品の摂取
肉類など酸性食品を多く摂取すると，有機酸が増加し尿が酸性化する．

(2) 尿pHがアルカリ性側（pH＞7.0）に傾く原因
① 呼吸性アルカローシス
過換気によってCO_2が失われると，炭酸緩衝系の働きによって体内のH^+が減少し，尿中排泄が減少する．

② 代謝性アルカローシス
嘔吐，胃液吸引によるH^+の喪失，外因性アルカリ性物質が体内に入ってきたときには体内のH^+が減少し，尿への排泄も減少してアルカリ化する．

> **薬剤投与による治療的な尿アルカリ化**
> 尿酸結石やシスチン結石に対しては，治療，生成防止のために尿pHをアルカリ化して溶解度を高めることがある．また，メトトレキサート大量療法の場合は，メトトレキサートが尿細管内で析出することによる腎不全防止のため尿をアルカリ化する．

③アルカリ性食品の摂取

　野菜，果物などアルカリ性食品を多く摂取すると尿がアルカリ化する．

④細菌尿

　尿路感染症あるいは尿の保存によって細菌尿になると，尿素分解によるアンモニア産生が増加し尿がアルカリ化する．

4　尿蛋白 (urine protein)

　健常人ではせいぜい1日100 mg程度のごくわずかの蛋白しか尿中に排泄されず，それを超えて尿中に出現する場合，蛋白尿とされる．尿中に蛋白が出現するメカニズムは，その原因部位によって腎前性，腎性，腎後性に分けられる（p.20「尿蛋白検査の意義と評価」参照）．蛋白尿のスクリーニング検査としては定性・半定量法が行われ，蛋白尿が存在して定量的な把握が必要なときに定量法が行われるのが一般的である．

1）測定法

A. 定性・半定量法

（1）試験紙法

　現在最も一般的な尿蛋白の定性・半定量法である．いくつかのpH指示薬は蛋白が存在すると真のpHを示さず，高いpHとしての呈色を生じる．これをpH指示薬の**蛋白誤差**とよぶが，試験紙法はこの原理を利用している．緩衝液によって指示薬周囲の尿pHを一定にしておくと，尿蛋白濃度によって半定量的に色調が変化するので，色調の変化より尿蛋白濃度を判定する（**図2-V-2**）．蛋白誤差を生じるpH指示薬としては，テトラブロモフェノールブルー（TBPB），3',3'',5',5''-テトラクロロフェノール-3,4,5,6-テトラブロモスルホフタレインなどが用いられている．

　検出感度（検出限界）は試験紙によって異なり，6～15 mg/dLのものがある．なお，現在国内の蛋白試験紙では半定量表示をすることが推奨され，定性表示の場合，蛋白30 mg/dLを1+とすることになっている．

> **注意**
> ①試験紙の反応性：試験紙で検出される蛋白は，主に腎糸球体障害時に尿中に増加するアルブミンであり，ほかの蛋白は反応性が悪いことが多い．特に問題となるのはBence Jones蛋白である．
> ②偽陽性：もともとpH指示薬であるため，pH8.0以上のアルカリ尿あるいは高度の緩衝能を有する尿では偽陽性となることがある．消毒薬（塩化ベンゼトニウム，塩化ベンザルコニウム，クロルヘキシジン），血漿増量剤の混入によって偽陽性となる．また，造影剤，高分子物質，ラニチジン（制酸剤）などの投与時に偽陽性となることがある．
> ③偽陰性：酸性物質の混入によって尿pHが著しく低下すると，偽陰性化することがある．

Bence Jones蛋白の尿試験紙への反応性

従来，Bence Jones蛋白は試験紙への反応性が悪いとされてきたが，最近Bence Jones蛋白でも試験紙に反応するものがかなりあることが示されている．ただし，すべてのBence Jones蛋白が反応するわけではなく，また，試験紙への反応性はアルブミンとは同等でないことが多い点は注意する必要がある．

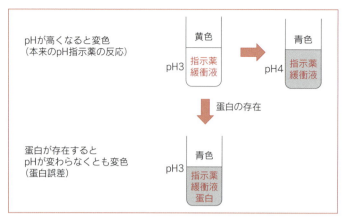

図 2-V-2　尿蛋白試験紙の反応原理（pH 指示薬の蛋白誤差）
pH 指示薬 TBPB（テトラブロモフェノールブルー）の例．

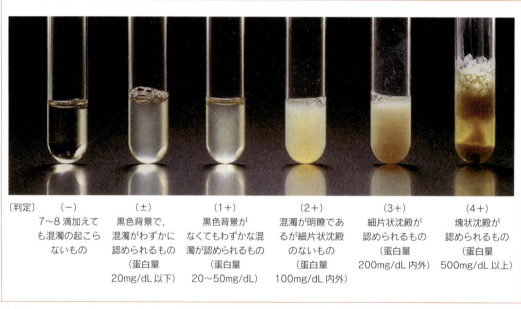

写真 2-V-1　スルホサリチル酸法
（河合　忠，他：最新尿検査　その知識と病態の考え方．48，メディカル・ジャーナル社，2014）

(2) スルホサリチル酸法

試験紙法を補完する目的で行われる．尿を蛋白の等電点より酸性化すると蛋白は陽性に荷電し，スルホサリチル酸の陰イオンと結合して不溶性の塩を形成して沈殿する．試験紙法より鋭敏で，検出感度は 5 mg/dL 程度である．

方　法

尿 3 mL を 2 本の試験管にとり，両方に 3〜5％の酢酸を数滴加える．一方を対照，一方を検査用とする．検査用の試験管に 20％スルホサリチル酸を数滴加えよく混和する．

 煮沸法

古典的な尿蛋白の検出方法に煮沸法がある．これは，蛋白に熱を加えると高次構造が変化（変性）し，凝固・沈殿することを利用したものである．Bence Jones 蛋白の検出法である Putnam 法はこの原理を用いているが，現在，尿蛋白の検出法として煮沸法を用いることはほとんどない．

判定

黒色の背景を用いて白濁の有無と程度から判定する（**写真 2-V-1**）.

- （－）　7〜8 滴加えても全く混濁が認められない
- （±）　黒色背景でかすかに混濁が認められる（20 mg/dL 以下）
- （1＋）　黒色背景なしでも明らかに混濁が認められる（20〜50 mg/dL）
- （2＋）　かなりの混濁が認められるが，細片状沈殿はない（100 mg/dL 前後）
- （3＋）　混濁のほかに細片状沈殿が認められる（200 mg/dL 前後）
- （4＋）　塊状の沈殿が認められる（500 mg/dL 以上）

注意

①スルホサリチル酸法は敏感であるため，（±）程度では病的蛋白尿とはいえない．
②偽陽性：ムチン，蛋白分解産物，尿酸などで偽陽性となる．ムチンは酢酸を加えただけの対照でも白濁する．アルブミン分解産物による白濁は加熱によって消失する．また，造影剤投与後，消毒薬の混入で偽陽性となることがある．

B. 定量法

尿蛋白の定量法としては，比濁法，比色法などがある．現在国内で実施されているのはほとんどが比色法のピロガロールレッド・モリブデン錯体発色法（ピロガロールレッド法）であり，一部でそのほかの比色法と比濁法（ベンゼトニウムクロライド法）が行われている．

(1) 比色法

① ピロガロールレッド法

ピロガロールレッドはモリブデン酸と結合し，470 nm に極大吸収をもつ赤色錯体を形成する．この錯体は酸性下で蛋白質と結合すると青紫色（604 nm）に極大吸収をもつようになる．600 nm 付近の吸光度を測定することにより，試料中の総蛋白質を定量する．

特徴・注意

生成色素のセルへの吸着が比較的少なく，生化学汎用自動分析装置で測定できる．蛋白の種類による錯体との反応性の差は大きくないが，免疫グロブリンでアルブミンの 80〜90％で，低分子蛋白（Bence Jones 蛋白や β_2-ミクログロブリンなど）は 50％前後かそれ以下である．

② そのほかの比色法

a．ピロカテコールバイオレット・モリブデン錯体発色法：ピロカテコールバイオレットとモリブデン酸の錯体が蛋白と結合して生じる紫色あるいは青色を検出する．生化学汎用自動分析装置で測定可能である．

b．クマシーブリリアントブルー G-250（CBB G-250）法：色素 G-250 と蛋白の結合による 590 nm の吸収を測定する．色素のセルへの吸着のため，自動分析装置への適応はむずかしく，用手法のためあまり行われなくなっている．

キングスベリー・クラーク（Kingsbury-Clark）法
比色法が普及する前にはよく行われていた尿蛋白定量法で，スルホサリチル酸によって生じた濁度を比色定量するものである．現在はほとんど行われていない．

生化学汎用自動分析装置による尿蛋白定量
生化学汎用自動分析装置では反応セルを繰り返し使用するため，反応によって生成された色素がセルに吸着してしまう測定法はセルの汚れにつながるため用いることがむずかしい．尿蛋白定量法では，ピロガロールレッド法などは測定可能であるが，CBB G-250 法は測定が困難である．

(2) 比濁法

a. ベンゼトニウムクロライド法：アルカリ処理により変性した検体中の蛋白とベンゼトニウムクロライドの反応による濁りを検出する．生化学汎用自動分析装置で測定可能であり，欧米ではよく行われている．

2）尿蛋白検査の意義と評価

糸球体は血液を濾過して原尿を産生するが，その際，一定以上の分子量の蛋白は濾過せず血漿中に保持するような構造になっている（蛋白に対するバリアの存在）．しかし，血漿中に多い蛋白はわずかながら濾過されて，尿細管で再吸収を受け，その残りが尿中に排泄されるため，健常人でも微量の尿蛋白は存在する．尿中に存在する蛋白のほとんどはこのように血液に由来し，アルブミン，トランスフェリン，免疫グロブリンなどが主体である．蛋白尿はすべてが病的とはいえず，起立性蛋白尿や発熱，運動時に一時的に生じることもあり，これらを生理的蛋白尿とよぶ．病的な蛋白尿は腎臓を中心に障害部位で分類するのが一般的で，腎前性（オーバーフロー蛋白尿），腎性，腎後性としたうえで，腎性のものをさらに糸球体性と尿細管性に分けて考える．病的蛋白尿の分類と原因を表 2-V-3 に示す．このなかで頻度が高く重要であるのは糸球体性のものであり，一般的に蛋白尿が腎障害の指標とされるのはこのためである．

> 基準範囲：
> 100mg/日以下

 サイズバリア，チャージバリア
糸球体には一定以上の大きさの蛋白は濾過せず，血中に保持するための構造（バリア）が内皮細胞，基底膜，上皮細胞（足細胞）によって形成されている．これには，分子量が大きいものに対するサイズバリアと，サイズバリアでは保持できなくとも陰性電荷をもつものに対するチャージバリアがある．

5　Bence Jones 蛋白（BJP）

Bence Jones 蛋白は，免疫グロブリンの L 鎖（light chain：軽鎖）が H 鎖（heavy chain：重鎖）と結合しないで単クローン性に増殖して，血中，尿中に存在しているものである．単量体あるいは L 鎖同士で結合して 2 量体となって存在することが多いが，しばしばさらに重合して 4 量体以上となっているものもある．低分子であるため，糸球体で濾過され尿中に排泄されるので血中には残りにくく，血中より尿中のほうが検出しやすい．

1）測定法

現在は尿を濃縮して蛋白電気泳動（蛋白分画）で検出し，免疫電気泳動または免疫固定法によって確認するのが感度，特異度のうえから推奨される方法である．ただし，簡便なため Putnam 法が実施される場合もある．

(1) Putnam 法

方法

尿 4 mL に pH4.9 の 2 mol/L 酢酸緩衝液を 1 mL 加え，pH を 4.9±0.1 に調整し，56℃，15 分加温する．混濁がみられた場合，さらに沸騰水中で 3 分加熱して，混濁が消失したら Bence Jones 蛋白陽性とする．

注意

検出感度が十分ではなく，混在するほかの蛋白で偽陽性を呈しやすいので現在はあまり推奨されない．

表 2-V-3 病的蛋白尿の分類と原因

障害部位		原因	疾患・病態
腎前性蛋白尿 (オーバーフロー蛋白尿)		分子量の小さい蛋白が血液中で病的に増加し，糸球体で濾過されて，尿中に出現	Bence Jones 蛋白尿（骨髄腫），ミオグロビン尿（横紋筋融解），ヘモグロビン尿（血管内溶血）
腎性蛋白尿	糸球体性蛋白尿	糸球体の炎症などによって，蛋白に対するバリアが破綻することによって蛋白が濾過される アルブミンが尿蛋白の主体となる	種々の糸球体障害（糸球体腎炎，糖尿病性腎症，膠原病，妊娠など）
	尿細管性蛋白尿	尿細管での低分子蛋白の再吸収障害．α_1-ミクログロブリン，β_2-ミクログロブリンなどの低分子蛋白が尿中に出現	種々の尿細管障害（薬剤性腎障害，間質性腎炎，重金属中毒）
腎後性蛋白尿		尿路系（腎盂，尿管，膀胱，尿道）疾患によって，障害部位から漏出	尿路の炎症（膀胱炎，腎盂腎炎など），尿路結石，腫瘍（膀胱がんなど）

2) Bence Jones 蛋白検査の意義と評価

Bence Jones 蛋白は多発性骨髄腫，マクログロブリン血症など B 細胞性腫瘍あるいは原発性アミロイドーシスで認められる．

6 微量アルブミン (microalbumin)

試験紙や尿蛋白定量では測定できない微量の尿中アルブミンを検出するものであり，主に**糖尿病性腎症の早期診断**のために用いられる．

1) 測定法
(1) 定性・半定量法
蛋白誤差を用いた試験紙法，ラテックス凝集阻害法やイムノクロマト法，金コロイド法などの免疫学的測定法などがある．いずれも簡便，迅速に検査が実施できる．試験紙法では，クレアチニン試験紙の結果からアルブミン/クレアチニン比の半定量値として報告されるものも多い．
(2) 定量法
抗ヒトアルブミンを用いた免疫学的測定法（ラテックス免疫比濁法，免疫比濁法など）がある．

2) 微量アルブミン検査の意義と評価

以前，糖尿病性腎症は持続的蛋白尿により診断されていたが，この段階ではすでに腎障害が進行しており，より早期に診断する必要性が出てきた．その診断指標の中心が微量アルブミンであり，糖尿病性腎症の病期分類では，第1期（腎症前期）は正常アルブミン尿（30 mg/gCr 未満），第2期（早期腎症期）は微量アルブミン尿（30〜299 mg/gCr）とされている．

基準範囲：
30mg/gCr 未満

7　尿糖（urine sugar）

　尿中に出現する糖で，頻度的に圧倒的に高く臨床的に最も重要なのはブドウ糖であるため，通常尿糖といった場合，ブドウ糖を指す．現在の尿試験紙あるいは定量法はブドウ糖を特異的に検出しており，そのほかの糖とは反応しないため，項目名の表示もブドウ糖となっている．定性・半定量法，定量法があるが，定量法は血清（血漿）のブドウ糖と同じヘキソキナーゼ法あるいはグルコースオキシダーゼ電極法などを原理としている．

　尿中にブドウ糖が出現するのは，血糖が高い場合か，尿細管での再吸収が弱い場合である（p.23「尿糖検査の意義と評価」参照）．

1）測定法

（1）試験紙法

　試験紙にはグルコースオキシダーゼ（glucose oxidase；GOD）とペルオキシダーゼ（peroxidase；POD）の2つの酵素と色原体が含まれる．最初の酵素反応で，尿中のブドウ糖がGODによりグルコン酸とH_2O_2となる．次に，生成されたH_2O_2はPODによって分解され，その際に色原体が酸化されて呈色する．検出感度（検出限界）は試験紙によって異なり，50〜125 mg/dLのものがある．なお，現在国内のブドウ糖試験紙では半定量表示をすることが推奨され，定性表示の場合，ブドウ糖100 mg/dLを1＋とすることになっている．

> **尿糖試験紙法の色原体**
> 色原体として，3,3',5,5'-テトラメチルベンジジン，4-アミノアンチピリン，1-ナフトール-3,6-ジスルホン酸二ナトリウム，ヨウ化カリウム，o-トリジン，テトラメチルベンジジンなどが用いられている．

注意
①偽陽性：次亜塩素酸や塩素などの酸化剤の混入，pH4以下の酸性尿で偽陽性となることがある．
②偽陰性：多量のアスコルビン酸で低値化，偽陰性化することが多い．ケトン体，高比重尿で偽陰性化することがある．

（2）還元糖を検出する方法（ベネディクト法）

　ブドウ糖以外の還元性をもつ糖を検出する方法として，ベネディクト（Benedict）法がある．硫酸銅がアルカリによって青色の水酸化銅となり，これが糖によって還元され，黄色または赤色になるという原理に基づくものである．検出感度は100 mg/dL程度である．

> **ニーランデル法**
> ほかの還元法として，歴史的にはニーランデル（Nylander）法（アルカリ性条件下で次硝酸ビスマスを反応させる）があった．

試薬
ベネディクト試薬：結晶クエン酸ナトリウム173 gおよび無水炭酸ナトリウム100 g（結晶ならば200 g）を800 mLの水で加温溶解し，濾過し放冷する．別に結晶硫酸銅17.3 gを100 mLの水に溶かし，上記の溶液を少しずつ加えながら撹拌し，水を加えて総量1 Lとする．褐色ビンで長期保存が可能である．

方法
試験管にベネディクト試薬5 mLを入れ，これに被検尿8滴（約0.5 mL）を加え，2分間煮沸（あるいは5分間沸騰水浴）後，放冷する（急速に冷却せず自然放冷）．

判定

(−)　白〜青白色（0 mg/dL）
(±)　緑青色（100〜250 mg/dL）
(1＋)　緑〜緑黄色（250〜500 mg/dL）
(2＋)　黄〜橙色（500〜1,000 mg/dL）
(3＋)　橙〜赤色（1,500 mg/dL 以上）

注意

偽陽性：アスコルビン酸など還元性物質が多量に存在すると偽陽性となることがある．

2) 尿糖検査の意義と評価

健常人の尿にもわずかにブドウ糖は存在する（2〜20 mg/dL）が，それが増加した状態が糖尿である．血漿中のブドウ糖は糸球体で濾過されたあと近位尿細管で再吸収され，その最大再吸収能は血漿中ブドウ糖濃度で 150〜180 mg/dL に相当する．

尿中にブドウ糖が出現するのは，血糖が高いため原尿中のブドウ糖量がこの再吸収閾値を超えて再吸収しきれなかった場合か，尿細管での再吸収能が低下している場合（腎性糖尿）である．

基準範囲：
40〜85mg/日
2〜20mg/dL

(1) 高血糖
①一過性高血糖：食事性，胃切除後，運動，興奮（ストレス）など
②糖尿病：1 型糖尿病，2 型糖尿病，そのほか特定の機序，疾患によるもの（膵外分泌疾患，内分泌疾患など），妊娠糖尿病

(2) 近位尿細管でのブドウ糖再吸収障害（腎性糖尿）
①遺伝的なブドウ糖単独の再吸収障害
②多発性骨髄腫，Wilson（ウィルソン）病，重金属，薬物による尿細管障害

8　アセトン体（ケトン体）〔acetone bodies（ketone bodies）〕

ケトン体とは，脂肪酸代謝によって生成される，アセトン，アセト酢酸，3-（あるいはβ-）ヒドロキシ酪酸（3-OHBA）の3つの総称である（図2-V-3）．なお，オキソ基（ケト基：C＝O）を有するものすべてをケトン体とよぶわけではなく，逆に 3-OHBA は化学構造上はケト基をもたないのでケトンではないことに注意しておきたい．

1) 測定法

(1) 試験紙法

アルカリ性下でのアセト酢酸およびアセトンのニトロプルシドナトリウムとの反応を応用したものである．オキソ基をもたない 3-OHBA は反応しない．感度はアセト酢酸で 5〜10 mg/dL 程度である．

Fanconi（ファンコーニ，ファンコニ）症候群
多発性骨髄腫，Wilson 病などによって，ブドウ糖，アミノ酸，尿酸などの再吸収障害を伴うものを Fanconi 症候群とよぶ．

試験紙法以外のケトン体測定法
現在ほとんど行われないが，試験紙法以外のケトン体測定法として，ニトロプルシド反応を用いた，ランゲ（Lange）法，ロテラ（Rothera）法の吉川変法などがある．ランゲ法はニトロプルシドナトリウムと酢酸，アンモニア水を用い，ロテラ法の吉川変法はニトロプルシドナトリウムと硫酸アンモニウムおよび無水炭酸ナトリウムを用いる．

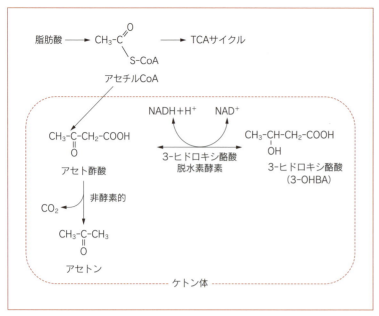

図 2-V-3　脂肪酸代謝とケトン体

注意

偽陽性，異常発色：高度の着色尿，フェニルピルビン酸，ピルビン酸，オキサロ酢酸，2-オキソグルタル酸，PSP（フェノールスルホンフタレイン）が大量に存在すると，偽陽性または異常な呈色をする場合がある．SH基を有する薬剤（グルタチオン製剤，ブシラミン，カプトプリルなど）やL-DOPAなどを服用した場合もしばしば偽陽性となることがある．

2）アセトン体（ケトン体）検査の意義と評価

　ケトン体の一部は筋肉などでエネルギーとして消費されるが，脂肪代謝が亢進すると血中のケトン体が増加し，糸球体で濾過され尿中ケトン体も増加する．健常人でも運動，飢餓，妊娠でケトン体が増加することがある．血中でケトン体が増加した場合をケトーシスとよび，さらにケトン体が増加すると，アセト酢酸，3-OHBAは酸性物質であるので，血液が酸性に傾く（アシドーシス）．この状態をケトアシドーシスとよび，特にコントロール不良な糖尿病でみられることがよく知られている．尿ケトン体が増加する場合は次のとおりである．

　①糖質の利用障害：コントロール不良な糖尿病，糖原病
　②相対的，絶対的な糖質摂取不足：絶食，飢餓，周期性嘔吐，高脂肪食，妊娠悪阻，内分泌疾患による代謝亢進（甲状腺ホルモンの過剰など）

9　ビリルビン（胆汁色素）(bilirubin)

　ビリルビンは主にヘモグロビンの代謝産物であるが，そのほかミオグロビ

ン，チトクロームなどのヘム蛋白も代謝されてビリルビンとなる．血中のヘモグロビンは主にハプトグロビンと結合して，脾臓，骨髄などの網内系細胞に運ばれ，ここでヘムとグロビンに分解されたあとビリルビンとなる．産生されたビリルビンは脂溶性であるため，血中ではアルブミンなどの蛋白と結合した間接（非抱合型）ビリルビンとなり，肝細胞に運ばれ取り込まれる．肝細胞で非抱合型ビリルビンはグルクロン酸転移酵素によってグルクロン酸抱合を受け，水溶性の直接（抱合型）ビリルビンとなり胆汁中に排泄される．尿中に出てくるのは抱合型ビリルビンだけである（**図2-V-4**）．

1）測定法

日常検査としては試験紙法が用いられており，確認試験として錠剤法（イクトテスト）がある．なお，ビリルビンは光に不安定で光分解されることに注意が必要である．

(1) 試験紙法

ジアゾニウム塩（一部の試験紙ではアニリン誘導体と亜硝酸ナトリウムから生成する）と尿中のビリルビンの反応によって生じるアゾ色素の呈色をみるジアゾカップリング法（アゾカップリング法）を原理とする．検出感度は0.4〜0.8 mg/dL程度である．

> **注意**
> ①偽陽性：尿を赤色に着色する薬剤（エパルレスタット，フェナゾピリジンなど），低pHで呈色するピリジウムなどの薬物代謝物，ウロビリノゲン，5-HIAA（5-ヒドロキシインドール酢酸）が大量に存在するときや，エトドラク製剤の服用などで偽陽性となるなど比較的偽陽性が多い．
> ②異常発色：アミノサリチル酸やスルホンアミド剤などのジアゾ反応製剤あるいは偽陽性をきたす薬物のなかにも，一部試験紙と反応してビリルビンの発色とは異なる呈色を示すことがある．
> ③偽陰性：アスコルビン酸，亜硝酸塩，尿酸塩で偽陰性化することがある．

(2) 錠剤法（イクトテスト）

酸性条件下でビス-(2,4-ジクロロベンゼンジアゾニウム塩化物)・塩化亜鉛複合体とビリルビンが反応し，青色もしくは紫色を呈するジアゾカップリング法を原理としている．感度は試験紙法よりよく，0.05〜0.1 mg/dLである．

2）ビリルビン検査の意義と評価

健常人では血中に抱合型ビリルビンはごくわずかしか存在せず，尿でも検出できない．尿中ビリルビンが陽性となるのは血中抱合型ビリルビンが増加する場合で，肝疾患（肝炎，肝硬変など），胆道閉塞（結石，悪性腫瘍など），体質性黄疸の一部（Dubin-Johnson症候群，Rotor症候群）などがある．

ビリルビンの酸化法

古典的な方法で，時に行われることもあるビリルビン検出方法として酸化法がある．これは，ビリルビンが酸化剤によってビリベルジンとなり，緑色に呈色することを利用したものである．酸化剤としてヨードを用いるロザン（Rosin）法，塩化バリウムにビリルビンを吸着させたのちフーシェ（Fouchet）試薬（トリクロロ酢酸に酸化反応促進剤として塩化第二鉄を加えたもの）を用いるハリソン（Harrison）法，およびそれを簡易化したワトソン・ホーキンソン（Watson-Hawkinson）法などがある．さらに古典的な方法にグメリン（Gmelin）法やローゼンバッハ（Rosenbach）法などがあるが，これらは現在行われることはない．

ビリルビン試験紙法のジアゾニウム塩

ジアゾニウム塩としては，ジクロルアニリンあるいは2-メチル-5-ニトロアニリンと亜硝酸ナトリウムから生成させるもの，2,4-ジクロルベンゼンジアゾニウム四フッ化ホウ酸塩，2,6-ジクロルベンゼンジアゾニウム四フッ化ホウ酸塩，p-ジアゾベンゼンスルホン酸を用いるものなどがある．

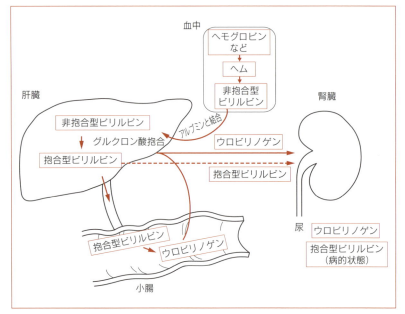

図 2-V-4　ビリルビン代謝とウロビリノゲン

10　ウロビリン体 (urobilin bodies)

ウロビリン (urobilin) と**ウロビリノゲン** (urobilinogen) を総称してウロビリン体という．いずれもビリルビンの誘導体であり，無色のウロビリノゲンが外気によって酸化されて黄色のウロビリンとなる．最近，臨床検査としては，ウロビリノゲンだけを測定することが一般的であるため，ウロビリン体という表現はあまり使われなくなりつつある．ウロビリノゲンは，胆汁成分として小腸に排泄された抱合型ビリルビンが腸内細菌によって非抱合型となり還元されたものである．ウロビリノゲンの多くはステルコビリノゲンとなり，さらにステルコビリンとなって糞便中に排泄され，これが糞便の褐色調の原因となる．ウロビリノゲンの一部は腸管で再吸収されて門脈から肝臓に取り込まれ，再度肝臓から胆汁中に排泄されるが（腸肝循環），その一部が体循環に入り尿から排泄される（図 2-V-4）．

1）測定法

試験紙法が一般的であるが，陰性を確認することができないこともあり，時に試験管法〔エールリッヒ (Ehrlich) のアルデヒド法〕が行われる．

(1) 試験紙法

ジアゾカップリング（アゾカップリング）法，あるいはエールリッヒのアルデヒド法が用いられている．

ジアゾカップリング法では，ビリルビン同様，ジアゾニウム塩とウロビリノゲンの反応による呈色をみる．検出感度は 0.2〜2 mg/dL のものがある．

尿を表す接頭語

ウロビリン体のウロ (uro-) は英語で尿を表す接頭語である．ほかに urino-（母音の前では urin-) も尿を表す接頭語（日本語ではウリノ，ユリノ，ウリン，ユリン）であり，尿検査に関連する装置，試薬などの名称によく用いられている．

ウロビリンの検査

本文に記載したように，現在ウロビリンを検査することはほとんどないが，ウロビリンの検査法としてシュレジンガー (Schlesinger) 法がある．これは 10%酢酸亜鉛アルコール液を酸性尿に加え，ウロビリンが存在すると生じる緑色の蛍光を確認するものである．

ウロビリノゲン試験紙法のジアゾニウム塩

ジアゾニウム塩としては，3,4-メチレンジオキシベンゼンジアゾニウム四フッ化ホウ酸塩，3,3'-ジメトキシ-4,4'-ビフェニルビス-(ジアゾニウム四フッ化ホウ酸塩)，4-メトキシベンゼンジアゾニウム四フッ化ホウ酸塩，4,4'-ビス-ジアゾニウムジフェニルジスルフィド四フッ化ホウ酸塩，4-((4-フルオロ-3-ニトロフェニル) アミノ)-3-ニトロベンゼンジアゾニウム四フッ化ホウ酸塩，p,p'-ジジアゾジフェニルエーテル四フッ化ホウ酸塩が用いられている．

エールリッヒのアルデヒド法では，p-ジエチルアミノベンズアルデヒドとウロビリノゲンが酸性下で赤色を呈する反応をみる．検出感度は 0.1 Ehrlich 単位/dL である．

> 注意

①偽陽性：ジアゾカップリング法では，カルバペネム系抗菌薬，尿を赤色に着色する薬物や食物（ビートレッド，アゾ色素，フェナゾピリジン，p-アミノ安息香酸など）で偽陽性となることがある．エールリッヒのアルデヒド法では，ポルホビリノゲン，p-アミノサリチル酸，サルファ剤，カルバペネム系抗菌薬，メシル酸アドレノクロムグアニルヒドラゾンの代謝物などで偽陽性となることがある．
②偽陰性：ジアゾカップリング法では，ヘキサミンの大量投与時，高濃度のホルマリンで偽陰性となることがある．エールリッヒのアルデヒド法では，亜硝酸ナトリウム，ホルマリンによって偽陰性となることがある．また，アゾ色素系薬物やリボフラビンなどによる高度の着色尿では呈色が判定できなくなることがある．
③異常発色：ジアゾカップリング法では，ビリルビンが強陽性の尿では緑色を帯びた色調を示すことがある．エールリッヒのアルデヒド法では，高濃度のp-アミノ安息香酸で異常呈色を示すことがある．

(2) 試験管法（エールリッヒのアルデヒド法）

試験紙法でのエールリッヒのアルデヒド法と同様の原理である．試験管法ではアルデヒドとしてp-ジメチルアミノベンズアルデヒドを用いるのが一般的である．ワーレス・ダイヤモンド（Wallace-Diamond）法ともよばれる．

> 試薬

アルデヒド試薬：p-ジメチルアミノベンズアルデヒド 2 g を乳鉢に入れ，少量の濃塩酸を加えながらすり潰し，全量 50 mL になるまで濃塩酸を加えたのち，水を追加して全量 100 mL とする．

> 方法

試験管に尿を約 10 mL 入れ，これにアルデヒド試薬 1 mL を加えて混和し，室温で 3〜5 分間放置後，下記の基準で判定する．

(−)　　上面からみて紅色を認めない
(±)　　側面から紅色を認めず，上方から認める
(1+)　 側面から微紅色を認める
(2+)　 側面から中等度紅色を認める
(3+)　 側面から深紅色を認める

> 注意

①種々の内因性物質〔ポルホビリノゲン，インドール，メラノゲン，5-ヒドロキシインドール酢酸（5-HIAA）〕などと反応して偽陽性を呈する．これを除外するには，反応後クロロホルムなどで抽出すると，ウロビリノゲンは有機溶媒層に移行する．

②種々の薬剤と反応していろいろな呈色を示し，判定に影響を与えることがある．
③亜硝酸塩で酸化されて偽陰性になることがある．

2) ウロビリン体検査の意義と評価

健常人でも少量のウロビリノゲンは尿中に排泄されており，発熱，運動などでも増加する．病態として，尿中に増加する場合には以下の3つがある．
①胆汁中へのビリルビン排泄の増加（ビリルビン産生の増加）：溶血性疾患，無効造血
②腸管でのウロビリノゲン産生の増加：便秘
③肝臓でのウロビリノゲン処理の低下（肝細胞性障害）：肝炎，肝硬変
最近は肝臓の状態をより的確に把握できる血液生化学的検査が普及しており，尿ウロビリノゲンは薬物などによる偽陽性も多いため，その臨床的意義は乏しくなっている．

> 基準範囲：ウロビリノゲン（±）（試験紙法では，「正常」，「N」としているものもある）

> **ウロビリノゲンの陰性化**
> 胆道閉塞や経口抗菌薬によってウロビリノゲンが産生されない場合，尿ウロビリノゲンが陰性化するが，試験紙は感度が十分でないため，陰性化を検出できない．

11 血尿（hematuria）およびヘモグロビン尿（hemoglobinuria），ミオグロビン尿（myoglobinuria）

この3つは臨床的には全く異なる病態であるが，血尿のスクリーニングとして通常用いられる尿潜血試験紙法でいずれも陽性となるため，本項でまとめてとりあげる．

血尿とは尿中に血液が混入している状態で，現在の定義（血尿診断ガイドライン2013）では，尿中赤血球数が20個/μL以上あるいは尿沈渣で赤血球数が5個/HPF以上を血尿とすることになっている．尿中に尿の1000分の1くらいの量の血液（尿1Lに血液1mL）が混入すると，肉眼的にも血尿として認められ，肉眼的血尿とよばれるが，それ以下の血尿（顕微鏡的血尿）のように尿中にわずかに存在する血液を検出するのが試験紙の尿潜血反応である．

ヘモグロビン尿とは尿中に赤血球由来のヘモグロビンが存在する場合，ミオグロビン尿とは筋肉由来のミオグロビンが存在する場合をいう．これらは血液（赤血球）が尿に存在するわけではないので，血尿とは区別される．

> **潜血**
> 潜血は英語でoccult bloodという．そのため潜血の略語としてOBと表記することがある．

1) 測定法

血尿の診断は尿沈渣（尿中有形成分）中に赤血球が一定数以上存在することを確認することで行うが，通常スクリーニングとしては試験紙法（尿潜血反応）が用いられる．なお，歴史的には便潜血の化学的検出法であるグアヤック（guaiac）反応が尿潜血反応として用いられたことがあったが，現在は行われていない．

尿ミオグロビンは，特異抗体を使った免疫学的測定法によって定量測定が可能である．

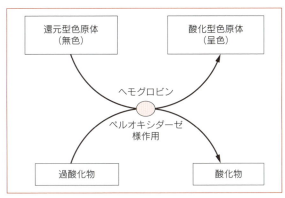

図 2-V-5　尿潜血反応の原理

(1) 試験紙法（尿潜血反応）

血球中にあるヘモグロビンのペルオキシダーゼ様作用（偽ペルオキシダーゼ作用）を利用するものである．試験紙には色原体と過酸化物が含まれており，過酸化物がペルオキシダーゼ様作用によって分解されるときに色原体を酸化して呈色させる（**図 2-V-5**）．

検出感度としては，尿 $1\,\mu L$ 中に 5〜20 個の赤血球，ヘモグロビンで 0.015〜0.062 mg/dL のものがある．なお，現在国内の試験紙法では，1+に相当するヘモグロビン濃度は 0.06 mg/dL（赤血球数換算では約 20 個/μL）となっている．

注意
①偽陽性：次亜塩素酸やサラシ粉などの酸化剤の混入，SH 基を有する薬剤（グルタチオン製剤，ブシラミンなど），クエン酸第一鉄ナトリウム製剤，大量の精液の混入（ジアミンオキシダーゼによる），高度の白血球尿，細菌尿で偽陽性となることがある．
②偽陰性：製品によってアスコルビン酸により低値化もしくは偽陰性化する．亜硝酸塩，カプトプリル，ホルマリンなどにより偽陰性化することがある．

2) 尿潜血検査の意義と評価

前述のように，試験紙は血尿以外にヘモグロビン尿，ミオグロビン尿などでも反応するため，潜血反応陽性の場合は尿沈渣鏡検を行い，赤血球を確認したうえで血尿と診断する．尿潜血反応と尿沈渣赤血球の関係を**表 2-V-4**に示す．

(1) 血尿

血尿は，尿が産生され通過する臓器である腎臓，尿管，膀胱，尿道のさまざまな疾患で生じる．臨床的には腎糸球体による血尿（糸球体性血尿）とそれ以外のもの（非糸球体性血尿）に分けることが診断，治療上重要である．この分類による血尿をきたす疾患を**表 2-V-5**に示す．

尿潜血試験紙の色原体

色原体としては，3,3',5,5'-テトラメチルベンジジン，o-トリジンが，過酸化物としては，クメンヒドロペルオキシド，1,4-ジイソプロピルベンゼンジヒドロペルオキシド，2,5-ジメチル-2,5-ジヒドロペルオキシヘキサン，ビス［4-（α-ヒドロペルオキシイソプロピル）ベンジル］エーテルが用いられている．

ヘモグロビン尿とミオグロビン尿の鑑別

どちらも潜血反応陽性であり，尿色調も類似することがあるため，鑑別が必要となることがある．臨床上は，血液生化学検査などで背景にある疾患が筋肉の障害か溶血かを鑑別することが重要であり，また，ミオグロビンは免疫学的測定法もあるのでそれを用いるのが確実である．したがって，あまり実施されることはないが，一般検査領域での古典的な鑑別法としてブロンドハイム（Blondheim）の硫酸アンモニウムによる塩析法がある．尿遠心上清 5 mL に 2.8 g の硫酸アンモニウムを加え，濾液が着色されればミオグロビン尿，着色しなければヘモグロビン尿とするものである．つまり，この条件ではヘモグロビンは塩析されるが，ミオグロビンは塩析されないことになる．

表 2-V-4 尿潜血反応と尿沈渣赤血球の関係

		尿潜血反応	
		陰性	陽性
尿沈渣赤血球	陰性	陰性（正常）	・ヘモグロビン尿 ・ミオグロビン尿 ・尿中での溶血 ・潜血反応の偽陽性（酸化物の混入など） ・試験紙の不適切な保存 ・尿の攪拌が不十分で，上清部分で尿沈渣標本を作製した ・沈渣での赤血球見落とし
	陽性	・アスコルビン酸，カプトプリルなどによる潜血反応の偽陰性 ・試験紙の劣化 ・尿の攪拌が不十分で，上清部分で尿潜血反応を行った ・ほかの成分を赤血球と誤認	陽性（血尿）

表 2-V-5 血尿をきたす疾患

腎糸球体からの出血 （糸球体性血尿）	糸球体疾患（急性糸球体腎炎，急性進行性糸球体腎炎，IgA 腎症，ループス腎炎など）
糸球体以降の尿路からの出血 （非糸球体性血尿）	腎・尿路系の悪性腫瘍（特に膀胱がん） 尿路感染症（腎盂腎炎，膀胱炎，尿道炎） 尿路結石 前立腺肥大 外傷 全身的出血傾向
尿道周囲の血液の混入	月経時，外陰部炎症

(2) ヘモグロビン尿

血管内溶血によって血漿中にヘモグロビンが出現するとハプトグロビンと結合するが，多量に存在するとハプトグロビンと結合できない遊離のヘモグロビンが生成されてくる．遊離のヘモグロビンは糸球体で濾過され，その一部は尿細管上皮細胞に取り込まれてヘモジデリンとなるが，多量に濾過されると尿中に出現してヘモグロビン尿となる．したがって，ヘモグロビン尿をきたす疾患は血管内溶血を起こす疾患であり，発作性夜間ヘモグロビン尿症，行軍ヘモグロビン尿症，血液型不適合輸血，熱傷などがある．

(3) ミオグロビン尿

なんらかの原因で筋肉が障害されると，筋肉中のミオグロビンが血中に増加する．ミオグロビンは分子量が小さく，特異的な結合蛋白がないためすみやかに尿中に排泄され，ミオグロビン尿となる．したがって，ミオグロビン尿をきたす疾患は筋肉の障害であり，外傷による筋損傷，挫滅，横紋筋融解などがある．

12　亜硝酸塩 (nitrite)

　尿中には通常食事由来の硝酸塩は存在するが，亜硝酸塩は存在しない．尿路感染の起炎菌の多くが硝酸還元能をもつため，細菌が増殖すると尿中の硝酸塩が還元されて亜硝酸塩が増加する．つまり，亜硝酸塩測定は細菌尿を検出するために行う．

1）測定法
(1) 試験紙法

　グリース（Griess）反応を原理とする．尿中の亜硝酸塩はアミン化合物と反応してジアゾニウム化合物を形成し，このジアゾニウム化合物とカップリング剤が反応してアゾ色素となり呈色する．検出感度は0.03〜0.1 mg/dL程度のものがある．

注意

①細菌尿であっても亜硝酸塩が形成されない場合には，次のようなものがある．
・尿の膀胱内貯留時間が短い（膀胱内に最低4時間貯留が必要）
・硝酸還元能をもたない微生物による感染（腸球菌，淋菌，真菌など）
・硝酸塩の不足（野菜摂取の不足，絶食，非経口栄養など）

②偽陽性：尿を赤色に着色する薬剤（フェナゾピリジンなど）で偽陽性になることがある．

③偽陰性：アスコルビン酸，高比重尿で偽陰性化することがある．

2）亜硝酸塩検査の意義と評価

　亜硝酸塩の存在は基本的には細菌尿（硝酸還元能を有する菌の増加），すなわち尿路感染症を示唆する．ただし，尿の保存によって採尿後に細菌が増加して亜硝酸塩が陽性となることがあるので注意が必要である．

13　白血球反応 (leukocyte reaction)

　尿路感染症の診断には，尿中白血球（好中球）の増加が重要な所見である．通常尿沈渣鏡検によって確認されるが，試験紙での化学的方法によって検出することで，簡便で迅速に白血球増加が判断できる．

1）測定法
(1) 試験紙法（エステラーゼ反応）

　白血球のもつエステラーゼ活性を利用して白血球を検出する．試験紙中にはエステラーゼの基質（エステル）とジアゾニウム塩が含まれる．基質が白血球のエステラーゼによって加水分解され，その生成物がジアゾニウム塩と反応してアゾ色素となり呈色する．検出感度としては，尿中白血球約10〜25個/μL，5〜15個/HPFのものがある．なお，白血球（好中球）が崩壊してしまった場

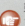
亜硝酸塩試験紙法のジアゾニウム化合物，カップリング剤

ジアゾニウム化合物として，スルファニルアミド，アルサニル酸などが，カップリング剤として，N-(1-ナフチルアミノ)-3-プロパンスルホン酸，N-1-ナフチルエチレンジアミン塩酸塩，3-ヒドロキシ-1,2,3,4-テトラヒドロ-7,8-ベンゾキノリン，N-(3-ヒドロキシプロピル)-α-ナフチルアミン-1塩酸塩などが用いられている．

試験紙法（エステラーゼ反応）と白血球の種類

試験紙法は，エステラーゼ反応を用いて尿路感染を検出することを主な目的としており，基質として好中球に特異性が高いものを用いている．単球は大量に存在すれば多少反応するが，そのほかの白血球は試験紙に反応しないと考えてよい．したがって，好酸球の増加する間質性腎炎やアレルギーが関与する炎症，リンパ球の増加する腎移植後の拒絶反応などでは試験紙には反応しない．

エステラーゼ反応の基質とジアゾニウム塩

基質としては，3-(N-トルエンスルホニル-L-アラニロキシ)-インドール，3-(N-トルエンスルホニル-L-アラニロキシ)-5-フェニルピロールなどが，ジアゾニウム塩としては，2-メトキシ-4-(N-モルホリノ)-ベンゼンジアゾニウムテトラクロロジンケイト，1-ジアゾ-2-ナフトール-4-スルホン酸などが用いられている．

合，試験紙法は陽性となるが尿沈渣鏡検で白血球が認められないことがある．

> 注意
> ①偽陽性：ホルムアルデヒドの混入で偽陽性となる．また，一部試験紙ではカルバペネム系抗菌薬で偽陽性になる．
> ②偽陰性：高度の蛋白尿，糖尿，低pH，高比重，抗菌薬（セフェム系，テトラサイクリン，ゲンタマイシン，クロラムフェニコール）で低値化あるいは偽陰性化することがある．また，炎症で増加するトリプシンインヒビターでエステラーゼ反応が阻害されて偽陰性化することがある．
> ③異常発色：ビリルビン，ニトロフラントインで本来と異なる呈色を示すことがある．

2）白血球反応の意義と評価

白血球反応が陽性の場合は尿中で好中球が増加しており，その背景にはほとんどの場合，膀胱炎，腎盂腎炎などの尿路感染症があると考えてよい．そのほか，種々の尿路の炎症性疾患でも尿中白血球が増加する．

14　アスコルビン酸（ascorbic acid）

アスコルビン酸は水溶性ビタミンであるビタミンCの化学名で，強い還元性をもつ物質である．果実，ジュース，清涼飲料水，茶などに含まれるほか，還元性を利用した食品添加物（酸化防止剤）としていろいろな食べ物に含まれている．また，治療薬としても用いられるほか，健康食品としての摂取も広く行われている．摂取されたアスコルビン酸は一部体内で吸収されるが，多くが尿中に排泄される．

1）測定法

（1）試験紙法

ジクロロフェノールインドフェノール（ジクロロインドフェノール）が還元されると退色する反応を用いている．試験紙はもともとオレンジなどの色調であるが，試験紙に含まれている2,6-ジクロロフェノールインドフェノールナトリウムの色調で試験紙の色が隠されて灰白色となっている．尿中にアスコルビン酸が存在すると，その還元力で2,6-ジクロロフェノールインドフェノールナトリウムが退色し，アスコルビン酸の濃度に応じてもとの試験紙の色が現れてくる．

> 注意
> 偽陽性：還元性を有するシステイン，グルタチオンなどで偽陽性となる．

2）アスコルビン酸検査の意義と評価

アスコルビン酸（ビタミンC）は体内でコラーゲン合成に関与し，不足すると壊血病をきたすが，壊血病は現在疾患そのものがほとんどみられなくなっ

アスコルビン酸の簡易定量法

あまり行われることはないが，アスコルビン酸の簡易定量法としてインドフェノール比色法がある．これは，アスコルビン酸によってジクロロフェノールインドフェノールが還元されて，無色のロイコジクロロフェノールインドフェノールになる反応（ジクロロフェノールインドフェノール反応）によるものである．アスコルビン酸の標準液で検量線を作成して定量を行う．

た．したがって，尿アスコルビン酸の測定は疾患の診断として用いられているわけではなく，尿試験紙のブドウ糖，潜血，ビリルビン，亜硝酸塩を偽陰性化するなど多くの項目に影響するため，その確認のための検査という位置づけとなっている．

15 乱用薬物スクリーニング検査（drug abuse screening test）

薬物の乱用とは，医薬品を医療目的以外に使用すること，または医療目的にない薬物を不正に使用することをいう．乱用される薬物には麻薬，覚醒剤，大麻や向精神薬などがある．これらの薬物はしばしば多量に摂取されて急性中毒を起こし救急医療の対象となるが，その際には薬物を特定することが適切な治療を行うために必要となる．乱用薬物スクリーニング検査は，このような場合に簡便，迅速に尿中の乱用薬物を検査するものである．

1）測定法

現在，尿中乱用薬物スクリーニング検査として国内で薬事承認されているのはトライエージDOA（シスメックス社）のみである．このキットの原理は，薬物標識金コロイドと尿中に存在する薬物が抗薬物抗体の結合部位を奪い合う競合的結合免疫学的測定（ascend multi immunoassay）とクロマトグラフィを組み合わせたものである．

最初に検体中の薬物，薬物標識金コロイド，抗薬物抗体を反応させ，その反応混合液を薬物検出ゾーンのメンブレンに移しクロマトグラフィを行うと，薬物が存在する場合，抗体にマスクされなかった薬物標識金コロイドが薬物検出ゾーンに固定した対応する抗薬物抗体と結合して金コロイドのバンドを形成する．本試薬で測定可能な薬物と検出感度を**表2-V-6**に示す．

> **注意**
> ①偽陽性：ジヒドロコデインおよびリン酸コデインを含む医薬品を服用したときの尿は，モルヒネ系麻薬検出ゾーンで偽陽性を示すことがある．マオウを含む感冒薬などの医薬品，またはマオウあるいはマオウメタボライト成分を含有するナチュラルハーブや自然食品を摂取したときの尿は，覚醒剤検出ゾーンで偽陽性を示すことがある．そのほか，交差反応による偽陽性の可能性がある．
> ②薬物による反応性の差：同じグループの薬物（たとえば向精神薬やベンゾジアゼピン類など）でも薬剤によって反応性がかなり異なり，**表2-V-6**に示した検出感度は代表的な薬剤の濃度を示しているにすぎない．つまり，薬剤によって陽性となる濃度が異なっていることに注意が必要である．

2）乱用薬物スクリーニング検査の意義と評価

本法で陽性になった場合，その薬物の中毒である可能性が示唆される．ただし，あくまでスクリーニング検査であって，確定診断ではなく，違法薬物の存

> **尿中乱用薬物検査キット**
> トライエージDOAは2020年に販売終了となった．現在はシグニファイアER（アボットダイアグノスティクスメディカル社）が利用されている．本キットは表2-V-6で示された薬物に加え，MDMA（メチレンジオキシメタンフェタミン類），OXY（オキシコドン類），PPX（プロポキシフェン類）を検出できる．原理はイムノクロマト法であるが，トライエージDOAとは異なり，ラインが薬物表示されていない薬物が陽性である．

表 2-V-6 トライエージ DOA で検出できる薬物と検出感度

記号	検出項目名	検出感度 (ng/mL)
PCP	フェンシクリジン類（幻覚剤）	25
BZO	ベンゾジアゼピン類（催眠・鎮静薬）	300
COC	コカイン系麻薬	300
AMP	覚醒剤	1000
THC	大麻	50
OPI	モルヒネ系麻薬	300
BAR	バルビツール系酸類（催眠・鎮静薬）	300
TCA	三環系抗うつ剤	1000

在を証明するにはガスクロマトグラフィ/質量分析（GC/MS）や高速液体クロマトグラフィ/質量分析（LC/MS）などの機器分析による同定が必要である．また当然，検出感度以下の場合は服用していても陰性となる．

GC/MS：gas chromatography-mass spectrometry

LC/MS：liquid chromatography-mass spectrometry

16　ヒト絨毛性ゴナドトロピン（hCG），妊娠反応

　ヒト絨毛性ゴナドトロピン（human chorionic gonadotropin；hCG）は，妊娠時に形成される胎盤より分泌され，母体の性腺を刺激する機能をもつホルモンであり，血中から尿中に排泄される．妊娠反応はこの尿 hCG を検出することによって妊娠診断の補助とするものであり，尿 hCG の簡易定性反応ということができる．現在，一般用検査薬（OTC 検査薬）となっており，一般の人が薬局で購入して検査することができる．hCG は受精して 9〜11 日後に血清，血漿で検出できるようになり，それより 1〜2 日後に尿でも検出できるようになるが，かなりばらつきが大きい．正常妊娠では，その後血中 hCG 濃度が急速に上昇（2 日ごとに 2 倍）し，受精後約 10 週でピークとなる．この間，尿中濃度もそれと平行して増加する．

1）測定法

　妊娠反応の検査として行われているのは，hCG に特異的な 2 種類の抗体によるサンドイッチ法とクロマトグラフィを組み合わせたイムノクロマトグラフィ法がほとんどである．検出感度は 25 IU/L（25 mIU/mL）としているものが多いが，12.5〜200 IU/L のものもある．

注意

　hCG あるいはその代謝産物が非常に高濃度であると，抗原過剰による反応抑制が起こって偽陰性化することがある．

一般用検査薬（OTC 検査薬）
一部の検査は薬局などで購入し，自分で行うことができるが，これらの検査はカウンター越しに購入できる，という意味で OTC (over the counter) 検査といわれている．厚生労働省で認可されているものは，「一般用検査薬（または一般検査薬）」という名称でよばれていて，現在は，尿糖，尿蛋白試験紙と妊娠検査薬のみが該当するが，今後拡大していくと思われる．

2) hCG 検査の意義と評価

尿 hCG 定性反応は妊娠反応として用いられるが，尿 hCG が陽性であることは妊娠の確徴ではない．絨毛性疾患（胞状奇胎，絨毛がん），精巣腫瘍，卵巣腫瘍の一部，異所性 hCG 産生腫瘍や，不妊治療として hCG が投与された場合は尿中に hCG が出現する．また，子宮外妊娠や妊娠の早期には hCG 濃度が低いため，特に低張尿では検出感度以下となることがある．より感度よく hCG を検出するには，血中（血清，血漿）hCG の定量が必要となる．

17 ポルフィリン体（porphyrin bodies），ポルホビリノゲン（porphobilinogen）

ポルフィリン体はヘム合成の中間代謝産物である（図 2-V-6）．ヘムは骨髄の赤芽球および肝臓において合成され，ヘモグロビンや各種ヘム蛋白（ミオグロビン，チトクローム，ペルオキシダーゼ，カタラーゼなど）の構成成分となる．尿中ポルフィリン体の増加は血液疾患や肝障害などで認められるが，健常者においてもポルフィリン体は血液，尿，胆汁中に少量存在し，主に**コプロポルフィリン**，**ウロポルフィリン**として，ごく微量が尿中に排泄される．また，疾患によっては，ポルフィリン体の前駆物質である**δ-アミノレブリン酸**（ALA）や**ポルホビリノゲン**（PBG）も尿中に排泄される．

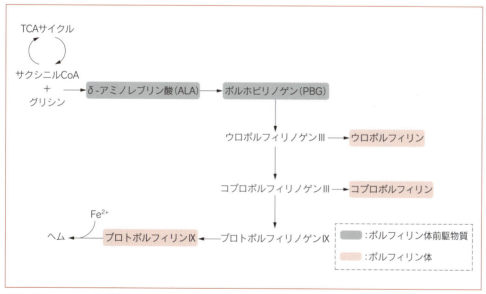

図 2-V-6　ヘムの合成過程

1）採尿と保存法

　糞便中にはポルフィリン体が多く含まれているため，採尿時には糞便の混入を避ける．また，ポルフィリン体は光照射により分解されるため，遮光して4℃に保存し，検体採取後は迅速に検査を行う．ポルフィリン体は中性〜アルカリ性で安定な性質をもつため，蓄尿する際は炭酸ナトリウム（アルカリ性炭酸塩）3〜5 g を加え，遮光して 4℃に保存する．

2）測定法

A．ポルフィリン体定性検査法

(1) フィッシャー（Fischer）法のブルグシュ（Brugsch）変法

　コプロポルフィリンをエーテルで抽出後，塩酸で再抽出する．塩酸層の色調および赤色蛍光により判定する．

方法
① 試験管に分注した新鮮尿 5 mL に酢酸 1 mL およびエーテル 10 mL を加え，よく振盪したのち静置する．
② エーテル層の分離が確認できれば（乳化した場合は少量のアルコールを加える），ピペットを用いてほかの試験管に移し取る．
③ 残りの尿にエーテルをさらに数 mL 加え再度コプロポルフィリンの抽出を行い，②の抽出液と合わせる．
④ 抽出液に 2 mol/L 塩酸（5%塩酸）2〜3 mL を加え，強く振盪したのち静置する．

判定
塩酸層（下層）が微赤〜深紅色となれば陽性と判定する．また，暗所での紫外線照射により赤色蛍光がみられる．

> **ウロポルフィリンの抽出**
> エーテルによりコプロポルフィリンを抽出したあとの残りの尿にさらに酢酸エチルを加えた場合，ウロポルフィリンが抽出される．酢酸エチルによる抽出液に塩酸を添加するとコプロポルフィリンと同様の反応がみられる．

B．ポルホビリノゲン定性検査法

(1) ワトソン・シュワルツ（Watson-Schwartz）法

　ポルホビリノゲンはウロビリノゲンと同様にアルデヒド試薬添加により赤色に発色するが，ポルホビリノゲンはクロロホルムに不溶（ウロビリノゲンは可溶）であることから両者を鑑別できる．

試薬
① エールリッヒ試薬(Watson処方)：p-ジメチルアミノベンズアルデヒド 0.7 g を濃塩酸 150 mL に溶かし，蒸留水 100 mL を加える．
② 飽和酢酸ナトリウム溶液：酢酸ナトリウム 130 g を約 45℃に温めた蒸留水 100 mL に溶解させる．
③ クロロホルム

方法
① 新鮮尿 1 mL にエールリッヒ試薬 1 mL を加え混和し，さらに飽和酢酸ナトリウム溶液 2 mL を加える．
② ①の混合液がコンゴーレッド試験紙で赤色になるのを確認する．赤色に変

> **コンゴーレッド（Congo red）試験紙**
> pH の値により色が変化する pH 指示薬．pH 3.0 で青色，pH 5.0 で赤色を示す．

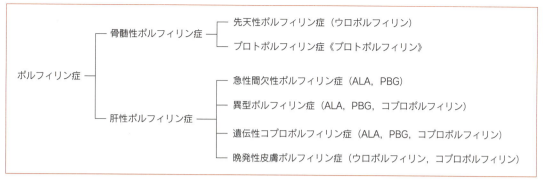

図 2-V-7　ポルフィリン症の分類
（　）内は尿中への排泄量増加，《　》内は糞便中への排泄量増加．

化しなければ酢酸ナトリウム結晶をさらに添加する．
③クロロホルム 2 mL を加え，十分に振盪を行う（混和が不十分であれば偽陽性になりやすい）．

判定

水層（上層）が赤色となればポルホビリノゲン陽性．陰性であれば水層は着色しない．

3）ポルフィリン体，ポルホビリノゲン検査の意義と評価

　尿中ポルフィリン体が増加する疾患には，ポルフィリン症（porphyria）およびポルフィリン尿症（porphyrinuria）がある．

　ポルフィリン症は，先天性酵素異常を伴う遺伝性疾患であり，ポルフィリン代謝異常により尿中へのポルフィリン体の排泄が増加する．また，ポルフィリン体が過剰に産生される臓器により骨髄性と肝性に分けられる（図 2-V-7）．

　ポルフィリン尿症は，後天性の代謝異常症であり，尿中へのコプロポルフィリンの排泄が増加する．急性肝炎および肝硬変などの肝疾患や，再生不良性貧血，鉄欠乏性貧血などの血液疾患，鉛中毒や薬物中毒（アニリン，サルファ剤など）でみられる．

　各種ポルフィリンの測定については，高速液体クロマトグラフィ（high performance liquid chromatography；HPLC）を用いた尿中ポルフィリン分画の分析が可能であり，鑑別診断に有用である．

> **ワトソン・シュワルツ法の注意点**
> ①クロロホルム層（下層）が赤（褐）色になった場合はウロビリノゲンである．
> ②クロロホルムの代わりに n-ブタノールを使用して抽出することも可能である．ポルホビリノゲンはブタノールにも不溶であるため，水層（下層）が赤色に呈色する．

> **基準範囲**
> ウロポルフィリン
> 　15〜30 μg/日
> コプロポルフィリン
> 　60〜180 μg/日
> δ-アミノレブリン酸
> 　2.13±0.42 mg/日
> ポルホビリノゲン
> 　1.3±0.8 mg/日

18　フェニルケトン体（phenylketone bodies）

　フェニルケトン尿症（phenylketonuria；PKU）は，先天性のフェニルアラニン代謝異常症である．病因は，フェニルアラニン代謝経路においてフェニルアラニンをチロシンへと変換する**フェニルアラニンヒドロキシラーゼ**の遺伝的欠損であり，フェニルアラニンおよび種々の中間代謝産物（フェニルケトン体）の血中濃度が上昇し，尿中に大量に排出される（図 2-V-8）．また，血中フェ

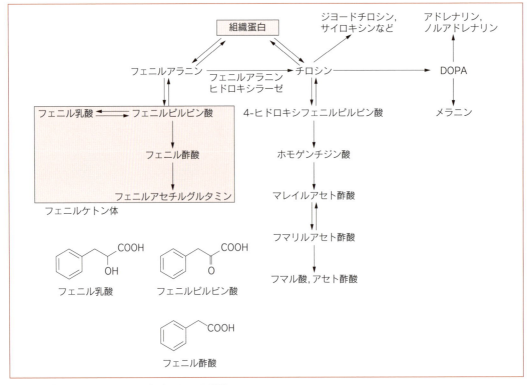

図 2-V-8　フェニルアラニンとチロシンの代謝

ニルケトン体の異常な上昇は，脳障害をきたして知能の発達に影響を及ぼす．

1) 測定法

尿の色調変化を検出する方法の原理は，酸性溶液中で第二鉄イオンがフェニルピルビン酸と反応して緑色あるいは灰〜青色を呈することを利用したものである．しかし，この塩化第二鉄反応は検出感度や特異性が乏しい．また，尿中へのフェニルピルビン酸の排泄は生後2週間以上を要するが，血中フェニルアラニンは生後5〜7日で上昇する．したがって，血中フェニルアラニンを測定するガスリー法がPKUの早期発見および確定診断に有用であり，広く利用されている．尿検体は，尿中フェニルケトン体の分解を防ぐため，ディープフリーザに入れ凍結保存を行う．

(1) 試験紙法

試験紙には，硫酸第二鉄アンモニウムおよびシクラミン酸をしみこませた濾紙を使用する．感度は 15 mg/dL である．

方法

試験紙を尿に直接入れて反応させるか，または尿でぬれたオムツの間にはさみ尿と試験紙を反応させ，約30秒後に標準色調表と比色する．

> **フェニルケトン体試験紙法の注意点**
> ①本試験紙法は次の疾患においても呈色する．ヒスチジン血症やヒドロキシキヌレニン尿症（緑褐色），アルカプトン尿症（青色），黄疸尿（緑色）．
> ②サリチル酸製剤，トランキライザー，フェノチアジン剤などの薬剤が尿中に含まれている場合，偽陽性を示す．

>[判定]

灰～青色を呈すれば陽性である．

(2) 尿濾紙法

>[方法]

濾紙（東洋濾紙 No.50）を尿に直接浸すか，または尿でぬれたオムツの間にはさみ，自然乾燥させ，そこに 10% 塩化第二鉄液 1～2 滴を滴下する．

>[判定]

滴下部の周辺に緑色環が生じれば陽性と判定する．

(3) ガスリー（Guthrie）法

フェニルケトン尿症のマススクリーニング法であり，アメリカのロバート・ガスリー（Robert Guthrie）によって開発された細菌抑制検査（bacterial inhibition assay；BIA）である．

>[原理]

枯草菌の発育に必要なフェニルアラニンに対する代謝拮抗剤を適当量含んだ寒天培地中で枯草菌を培養した場合，代謝拮抗剤により菌のフェニルアラニン代謝が阻害されるため，菌は発育しにくくなる．この培地上に PKU 患者の血液をしみこませた濾紙をディスクとして置いて培養すると，血液中に含まれるフェニルアラニンにより菌が発育する．菌の発育環は血中のフェニルアラニン濃度に比例し大きくなるため，その大きさと標準ディスクの発育環の大きさを比較して半定量する．検査するアミノ酸に対する代謝拮抗剤を含む培地をそれぞれ用い，同じ原理で，メープルシロップ尿症（ロイシン），ホモシスチン尿症（メチオニン），ヒスチジン血症（ヒスチジン），チロシン血症（チロシン），トリプトファン尿症（トリプトファン），リジン血症（リジン）などのスクリーニング検査として広く利用されていた．

2）フェニルケトン体検査の意義と評価

PKU において重要なことは，早期発見および早期治療である．生後 2～3 週までの早期に本症を発見し，フェニルアラニンを含まないミルクで育てるなどフェニルアラニンの摂取量を制限できれば，知能障害を防ぐことができる．そのため，新生児マススクリーニング検査が実施されている．

19 アルカプトン（alkapton）

アルカプトン尿症（alkaptonuria）は，常染色体劣性遺伝のアミノ酸（フェニルアラニン）代謝異常症である．病因は，チロシン代謝経路においてホモゲンチジン酸（homogentisic acid）をマレイルアセト酢酸に変換する**ホモゲンチジン酸-1,2-ジオキシゲナーゼ**の遺伝的欠損にある．この酵素の欠損により，フェニルアラニンがチロシンを経てフマル酸およびアセト酢酸に代謝される過程に異常をきたし，ホモゲンチジン酸が尿中に大量に排泄される（**図2-V-9**）．

新生児マススクリーニング検査

現在わが国では，PKU のほか，メープルシロップ尿症，ホモシスチン尿症，ガラクトース血症（ボイトラー法，ペイゲン法），先天性甲状腺機能低下症（クレチン症）（RI 法，EIA 法），先天性副腎過形成症（EIA 法）について新生児マススクリーニング検査が行われている．

ボイトラー法とペイゲン法

ガラクトース血症のスクリーニングに用いられる検査法．ボイトラー法は，ガラクトース-1-リン酸ウリジルトランスフェラーゼ活性を蛍光の有無で判定する方法であり，ペイゲン法は，大腸菌の溶菌防止作用を利用して血中ガラクトース量を測定する方法である．

アルカプトン検査の注意点

メラニン尿や薬剤（サリチル酸，DOPA など）の影響により類似反応が多いので注意を要する．アスコルビン酸（ビタミン C）がアルカプトン尿中に大量に含まれている場合，ホモゲンチジン酸からベンゾキノン酢酸への酸化が阻害され，尿の黒色化がみられなくなる．また，アルカプトン尿が酸性尿や希釈尿の場合は，ホモゲンチジン酸の酸化が起こりにくく，室温放置しても尿の色調変化はほとんど認められず判定が困難である．

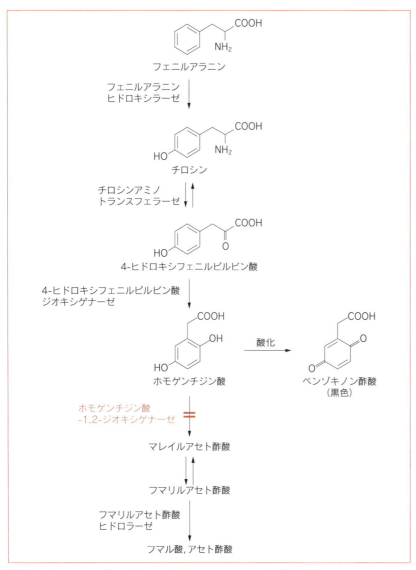

図 2-V-9 アルカプトン尿症におけるフェニルアラニン代謝経路

1) 測定法（検出法）

①アルカプトン尿は空気中に放置すると表層から次第に黒色化する．これは，尿中のホモゲンチジン酸が酸化し，ベンゾキノン酢酸が生成するためである（図 2-V-9）．また，アルカプトン尿に水酸化ナトリウム溶液や水酸化カリウム溶液などのアルカリ溶液を加えると，尿の黒色化が促進される．

②希塩化第二鉄を添加した場合，一過性に緑色を呈する．

③ベネディクト反応は陽性，ニーランデル反応および糖発酵試験は陰性となる．

 紫外部吸収曲線

紫外部における吸光度を測定した場合，ホモゲンチジン酸は 290 nm に，ベンゾキノン酢酸は 250 nm に吸収極大をもつ吸収曲線を示す．

 酸化剤の添加

アルカプトン尿に水酸化ナトリウム溶液と酸化剤である次亜塩素酸ナトリウム溶液の混合液を添加した場合，水酸化ナトリウム溶液のみを添加した場合と比較し，より迅速かつ明瞭に色調変化を確認できる．

2) アルカプトン検査の意義と評価

　アルカプトン尿症の主な臨床症状には，尿の黒色化，滑膜や軟骨のほか，眼球結膜や耳介などへの色素沈着，肩関節，膝関節，股関節などの大関節に発症する関節炎がある．ホモゲンチジン酸およびベンゾキノン酢酸が結合組織中に蓄積するため，組織黒変症（ochronosis），さらには関節炎が発症する．幼少期には，尿の黒色化以外に特徴的な症状を示すことはないが，生後数十年経つと組織への色素沈着や関節炎の発症が認められ，それを機に発見される症例も多い．遺伝子検査においては，ホモゲンチジン酸-1,2-ジオキシゲナーゼをコードする遺伝子の変異が報告されている．また，**ガスクロマトグラフィ/質量分析計**（gas chromatography mass spectrometry；**GC/MS**）を用い，尿中のホモゲンチジン酸の定量を行う方法が，遺伝子検査とともに診断法として用いられている．

20　5-ヒドロキシインドール酢酸（5-hydroxyindoleacetic acid）

　5-ヒドロキシインドール酢酸（5-HIAA）は，トリプトファンの代謝産物の一つであり，セロトニンの主要代謝産物である．トリプトファンは，正常では主にキヌレニンを経て代謝されるが，一部は5-ヒドロキシトリプトファン，セロトニンを経て代謝される（**図2-V-10**）．セロトニンはクロム親和性細胞にて生成されるが，カルチノイド症候群ではその生成が異常に亢進する．それに伴い血中セロトニン濃度が上昇し，その90％以上が5-HIAAに代謝され尿中に大量に排泄される（**図2-V-10**）．

1) 測定法（スクリーニングテスト）

[試薬]
①0.1% 1-ニトロソ-2-ナフトール・95%エタノール溶液
②亜硝酸ナトリウム溶液（用時調製試薬）：1 mol/L硫酸5 mLと2.5％亜硝酸ナトリウム溶液0.2 mLを混和する．
③エチレンジクロライドまたはクロロホルム

[方法]
①尿0.2 mLに蒸留水0.8 mLを加え，次に0.1％1-ニトロソ-2-ナフトール・95％エタノール溶液0.5 mLを加えて混合する．陰性コントロールとして正常尿を同様の方法で調製する．
②亜硝酸ナトリウム溶液0.5 mLを加え，混合する．
③10分間室温で放置する．
④エチレンジクロライド（またはクロロホルム）5 mLを加え，振盪する．

[判定]
エチレンジクロライド層（またはクロロホルム層）が紫色に変化すれば陽性と判定する．陰性コントロールは淡黄色となる．

GC/MS
ガスクロマトグラフィ（gas chromatography；GC）と質量分析計（mass spectrometry；MS）が一体化した分析装置．試料をGC部のカラムとよばれる分離管の中を通過させることで試料中の混合物を単一成分に分離し，MS部では質量スペクトルを測定することにより成分の同定と定量が可能．

セロトニン（5-ヒドロキシトリプタミン）
セロトニンは胃腸管のクロム親和性細胞（全含有量の90％），血小板（8％），中枢神経系（2％）に分布している．その生理作用は，胃腸管の機能調節作用，血管収縮作用，血小板凝集促進作用など多岐にわたり，脳においては神経伝達物質としても作用する．

5-HIAA検査の注意点
①食物摂取の影響を受ける．セロトニンを含む食物（バナナ，パイナップル，クルミなど）の摂取では偽陽性となるため，これらを制限する必要がある．
②薬剤の服用により偽陽性，偽陰性を示すものがある．
③5-HIAAは分解されやすいため，蓄尿する際は6mol/L塩酸を加える．また，直射日光を避けすみやかに凍結保存することも分解を防ぐために効果的である．
④尿と等量のエールリッヒのアルデヒド試薬を加え煮沸すると，5-HIAAが大量に含まれている場合は青色に呈色する．

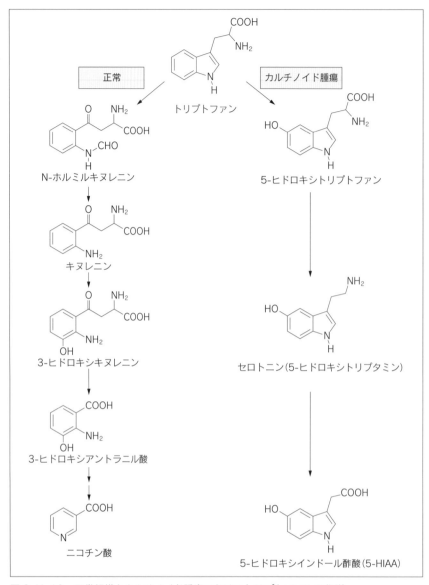

図2-V-10 正常組織とカルチノイド腫瘍におけるトリプトファンの代謝

2）5-ヒドロキシインドール酢酸検査の意義と評価

　尿中5-HIAAの測定は，カルチノイド症候群の診断に有用である．クロム親和性細胞から発生するカルチノイド腫瘍では，セロトニンが産生される．特に転移性カルチノイド症候群においてはセロトニンが体内で大量に産生されるため，その主要代謝産物である5-HIAAが尿中に大量に排出される．HPLCによる定量分析も実施されている．

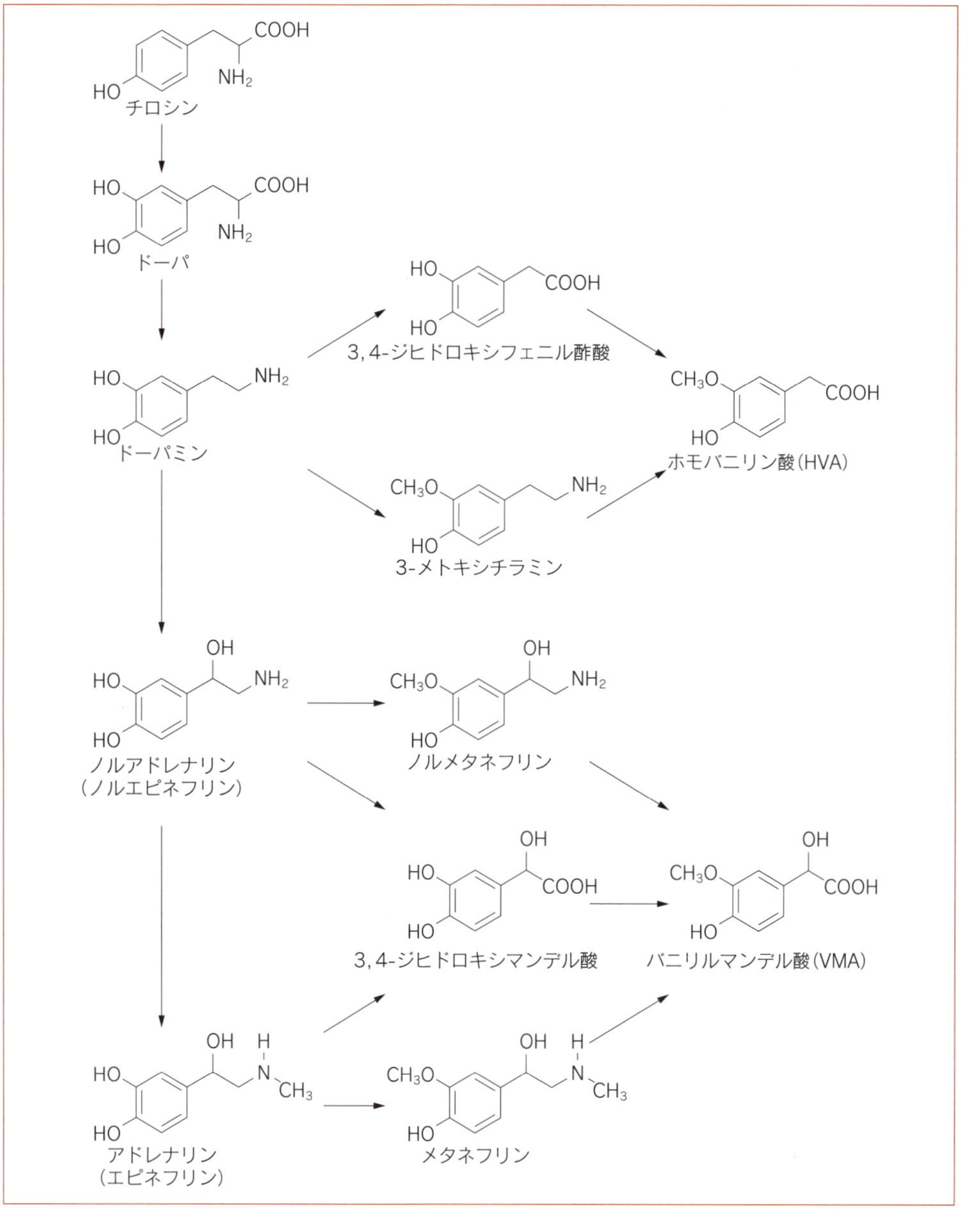

図 2-V-11　カテコールアミンの代謝

21　バニリルマンデル酸 (vanillylmandelic acid)

　バニリルマンデル酸 (VMA) は，カテコールアミン (カテコラミン) の最終代謝物であり (図 2-V-11)，3-メトキシ-4-ヒドロキシマンデル酸ともよばれる．カテコールアミンには，アドレナリン (エピネフリン)，ノルアドレナリン (ノルエピネフリン)，ドーパミンなどがあり，アドレナリン受容体に作用して心臓および末梢血管の血行動態を変化させる．カテコールアミンは交感神経，副腎髄質のクロム親和性細胞においてチロシンから産生され，VMAやホモバ

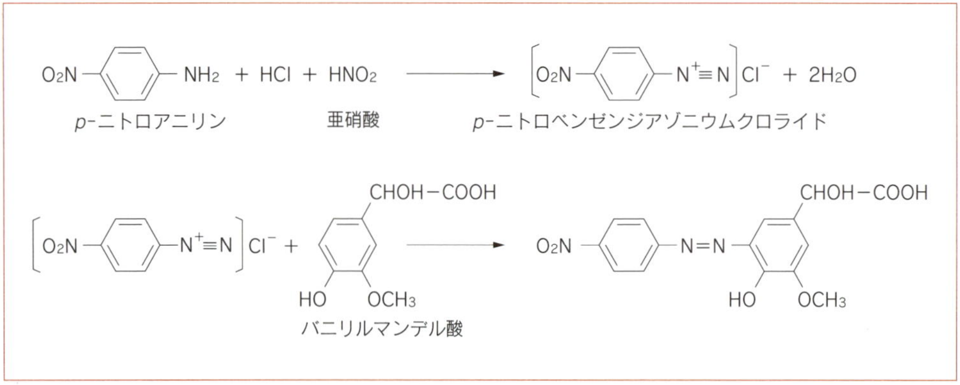

図 2-V-12 VMA のスクリーニングテスト

ニリン酸（homovanillic acid；HVA）などに代謝されて尿中に排出される．

1）測定法（佐藤らの方法）

VMA と p-ニトロアニリンのジアゾニウム塩とのジアゾカップリングによる呈色反応を利用する（図 2-V-12）．定性法には一滴法（スポットテスト）と試験管法があるが，測定原理は同じである．

試薬

①p-ニトロアニリン溶液：濃塩酸 2 mL に p-ニトロアニリン 0.1 g を加え溶解させ，蒸留水を加えて 100 mL とする．
②0.2％亜硝酸ナトリウム
③10％炭酸カリウム

以上の試薬はそれぞれ 4℃に保存し，使用時は①，②，③を順に 1：1：2 の割合に混合し（ジアゾ試薬），2 分以内に使用する．

(1) 一滴法（スポットテスト）

方法

濾紙（東洋濾紙 No.2）に尿 1 滴を滴下し，室温で乾燥させたのち，ジアゾ試薬をスプレーで均等に噴霧する．

判定

噴霧後 30 秒～1 分で呈色し，呈色後 5 分以内に判定を行う．スポット（尿滴下部）の周囲または全部が紫～赤紫色となれば陽性である．陰性の場合は，スポットの周囲が淡紅～桃色に，中央部が黄～橙黄色に呈色する．

(2) 試験管法

方法

試験管に分注した尿 1 mL にジアゾ試薬 1 mL を加え混和し，白色を背景にその色調を観察する．

判定

赤色（ブドウ酒様赤色）を呈すれば陽性である．正常尿の場合は黄褐色程度

VMA 検査の注意点

①食物摂取の影響を受ける．バナナ，柑橘類，コーヒー，バニラを含む食品（チョコレート，アイスクリーム，お菓子など）の摂取，L-DOPA，DOPA，抗生物質（テトラサイクリン系）の使用で偽陽性となる．
②保存する際は，尿に 6mol/L 塩酸を加え酸性（pH2.0 以下）にして冷蔵（4℃）する．長期保存する場合は−20℃で凍結する．

の発色である．

2）バニリルマンデル酸検査の意義と評価

　カテコールアミン産生腫瘍（神経芽細胞腫や褐色細胞腫）の診断と治療効果の判定に用いられる．神経芽細胞腫や副腎髄質のクロム親和性細胞に由来する褐色細胞腫では，カテコールアミン産生が亢進するため，その最終代謝物であるVMAの尿中への排泄が増加する．定性法で陽性となった場合は，VMA，HVA，そしてカテコールアミンなどを定量して確定診断を行う．HPLCによる定量分析も実施されている．

> **小児神経芽細胞腫のマススクリーニング検査**
> わが国では，かつて小児神経芽細胞腫発見のためのマススクリーニング検査が実施されていたが，その有効性が疑問視されたことから，現在は休止されている．

22　メラノゲン（melanogen）

　進行した悪性黒色腫（メラノーマ）ではメラノゲンが尿中に大量に排出される．悪性黒色腫患者の新鮮尿は，黄褐色，透明の外観を呈するが，空気中に放置すると無色のメラノゲンが酸化され黒色のメラニンが形成されるため，尿表層から徐々に黒色に変化して不透明となる（メラニン尿）．

1）測定法（検出法）

（1）酸化反応

方　法
酸化剤として硝酸または塩化第二鉄を尿に少量滴下する．

判　定
尿中にメラノゲンが含まれている場合，メラノゲンからメラニンへの酸化反応が促進され，尿が黒色に変化する．

（2）トルメーレン（Thormählen）反応

試　薬
①1％ニトロプルシドナトリウム（用時調製試薬）
②10％水酸化ナトリウム溶液
③30％酢酸

方　法
試験管に分注した尿0.5 mLに1％ニトロプルシドナトリウム0.5 mLを加えて混和する．次に，10％水酸化ナトリウム溶液2 mLを加え，さらに30％酢酸2 mLを混合する．

判　定
青色または暗青色に発色すれば陽性とする．この呈色は時間とともに徐々に退色する．

> **メラノゲン検査の注意点**
> 尿の着色機序はそれぞれの疾患で異なるが，アルカプトン尿およびメトヘモグロビン尿は，メラニン尿と同様に尿が黒褐色化するため，色調変化のみでは識別が困難であり，注意を要する．

> **酸化反応の注意点**
> 本反応はメラノゲンに特異的ではないため，アルカプトン尿（ホモゲンチジン酸尿）や薬尿（サリチル酸，DOPAなど）でも反応する場合がある．

> **トルメーレン反応**
> メラノゲンにはインドールメラノゲンとフェノールメラノゲンの2種類が存在するが，本反応はインドールメラノゲンに対してのみ陽性を示す．尿中にはほかのインドール化合物がほとんど含まれていないため，実際上インドールメラノゲンに特異的と考えられる．

2）メラノゲン検査の意義と評価

　悪性黒色腫において，メラノゲンを検査することは疾患の診断上重要である．さらに悪性黒色腫患者の経過観察および治療効果判定にも有用である．

23　脂肪 (fat)

脂肪尿（lipuria）とは，脂肪滴を含む尿であり，骨折，子癇，糖尿病，ネフローゼ症候群などでみられる場合がある．脂肪尿は遠心すると上層に脂肪が分離される．

乳び尿（chyluria）とは，乳び（少量の蛋白質と結合した脂質）を含む尿であり，牛乳様の白濁した外観を呈する．尿中に乳びが出現するのは乳び管（リンパ管，胸管）が尿路と交通したためであり，フィラリア症やがんなどで認められる．一般に乳び尿は尿蛋白を伴うため，放置により寒天様凝塊が形成される．また，しばしば血液を混じて乳び血尿（hematochyluria）となることがある．

1）測定法（検出法）

①分注した尿量の1/5程度のアルコールを加え振盪する．振盪後すぐにエーテルを加え再度振盪すると，ほとんど透明になる．
②少量の水酸化ナトリウム溶液を尿に加えて混和する．その後さらにエーテルを加え振盪すると透明になる．
③尿検体にSudan Ⅲアルコール溶液を加え鏡検すると，赤染した脂肪小球が確認できる．

2）脂肪検査の意義と評価

脂肪尿，乳び尿といった白濁尿は病的混濁であるため，その原因と関連疾患の把握は重要である．尿中の脂肪は肉眼でわかることもあるが，顕微鏡では容易に観察できる．

脂肪検査の注意点
膿尿も同様に白濁した外観を呈するが，遠心分離を行うと白色沈殿が認められる．

24　インジカン (indican)

インジカンはトリプトファンの代謝物である．腸内において蛋白中のトリプトファンが細菌により分解されてインドールとなり，腸管から吸収，肝臓で酸化されてインドキシルとなる．さらに，インドキシルは肝臓において硫酸抱合を受け，インドキシル硫酸カリウム（インジカン）となって解毒され血中に入り，腎臓を経て尿中に排泄される．したがって，正常尿中にも微量のインジカンが含まれている．

1）測定法

(1) ヤッフェ（Jaffé）法

インジカンを濃塩酸で加水分解し，生じたインドキシルを酸化縮合させてインジゴブルーとし，これをクロロホルムで抽出して青色の呈色を観察する（図2-V-13）．感度を鋭敏にするため，酸化剤としてクロール石灰水を用いる．

試薬
①濃塩酸

ヤッフェ法の注意点
①クロール石灰水は変質しやすいため，定期的に新しく調製する必要がある．
②混濁尿を検査する場合は，濾過または遠心分離を行う．
③尿の色調が濃い黄褐色の場合は，酢酸鉛脱色法（尿10 mLに酢酸鉛1 gを加えて振盪後，さらに硫酸アンモニウム0.5 gを加えて再び振盪し，5分後に濾過する）を行う．
④クロール石灰水が過剰だとさらに酸化され，無色のイサチンになるので注意する．
⑤クロロホルム層（下層）の着色が強すぎる場合は，尿（上層）を捨ててクロロホルム層を一度水で洗うと判定しやすくなる．
⑥蛋白尿を測定する際は，あらかじめ除蛋白操作を行う．

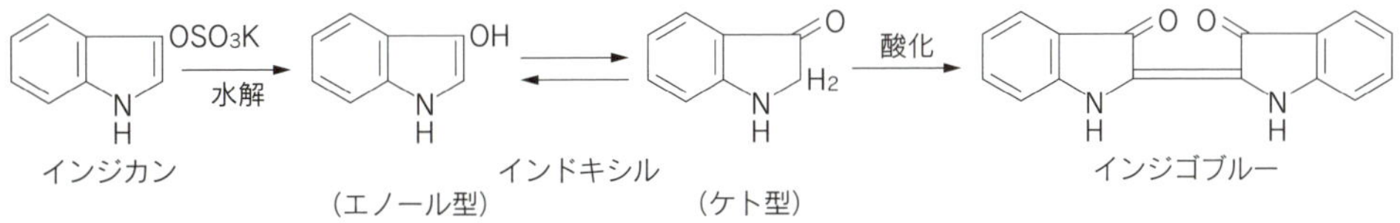

図 2-V-13　インジカンの検出原理

②クロール石灰水：サラシ粉 2 g を水 100 mL に溶解し，濾過後，褐色ビンに保存する．
③クロロホルム

方法

試験管に分注した尿 5 mL に等量の濃塩酸を加えて混合後，クロール石灰水 1 滴を滴下したのちクロロホルム 2 mL を加える．クロロホルムが乳化しない程度に軽く振盪混和する．

判定

クロロホルム層（下層）が青色（インジゴブルー）を呈すれば陽性である．

> **サラシ粉**
> 主成分が次亜塩素酸カルシウムである白い粉末．水に可溶であり，酸化力が強い．消毒剤や漂白剤として使用される．

(2) オーベルマイヤー（Obermayer）法

検出原理はヤッフェ法と同じであるが，酸化剤として塩化第二鉄を用いる．ヤッフェ法と比較してやや感度が劣る．

試薬

①オーベルマイヤー試薬：塩化第二鉄結晶 2 g または局方塩化第二鉄液 5 mL を濃塩酸 1,000 mL に混合する．
②クロロホルム

方法

試験管に分注した尿 5 mL に等量のオーベルマイヤー試薬を加えてよく混和する．1〜2 分後にクロロホルム 2 mL をさらに加え，ゴム栓をして転倒混和後，静置する．

判定

クロロホルム層（下層）が青変すれば陽性である．

> **オーベルマイヤー法の注意点**
> ヤッフェ法の注意点②，③，⑤，⑥と同じ．

2）インジカン検査の意義と評価

尿中インジカンが著明な増加を示すのは，腸内容物の停滞または異常分解などの場合である．したがって，臨床上本検査が用いられるのは，腸閉塞（腸内容物の停滞）や腸結核，腹膜炎（腸内容物の異常分解）などの場合である．また，青いおむつ症候群（blue diaper syndrome），ハートナップ（Hartnup）病などの先天性代謝異常のスクリーニング検査として有用である．しかし，正常でも便秘や蛋白質が豊富に含まれる食事摂取後（多量の肉食後など）には尿中にインジカンが認められることがあるため，診断上，特異的な検査ではない．

> **青いおむつ症候群**
> 先天性のトリプトファン吸収不全症であり，生後まもなくおむつが青くなるのが特徴．吸収されず腸内に大量に残存したトリプトファンが，腸内細菌によりインドールとなり腸管で吸収後，肝臓においてインジカンとなる．尿中に大量に排出されたインジカンは，さらに酸化されインジゴブルーとなり，おむつを青く染める．また，本症は高カルシウム血症も特徴とする．

VI 腎機能検査

各種疾患による腎障害を早期に把握し治療を行うためには，糸球体機能，尿細管機能をより正確にかつ簡便に評価できる腎機能検査が重要となる．最近では，慢性腎臓病（chronic kidney disease；CKD）が心血管疾患の危険因子であることが示され，腎機能の低下を防ぐことは心血管疾患の予防にも有効であるため，定期的な腎機能の観察が必要である．ここでは，糸球体濾過量（glomerular filtration rate；GFR）測定を中心に腎機能検査を概説する．

1 クリアランス（clearance）

腎臓の排泄機能を評価するものにクリアランスがある．クリアランスとは，単位時間あたりに物質を除去するのに必要な血漿流量であり，単位時間あたりの尿中排泄量/血漿濃度で求めることができる．イヌリンクリアランス（inulin clearance；C_{in}）はGFR測定のゴールドスタンダードであり，クレアチニンクリアランス（creatinine clearance；C_{Cr}）はGFRを反映する検査として測定される．パラアミノ馬尿酸クリアランス（para-aminohippuric acid clearance；C_{PAH}）は腎血漿流量（renal plasma flow；RPF）を表す．

2 推算糸球体濾過量（estimated GFR；eGFR）

eGFRはC_{in}やC_{Cr}の測定が困難な場合に用いられる．血清Cr濃度または血清シスタチンC（Cys-C）濃度，年齢，性別をパラメータとして，次の日本人のGFR推算式にあてはめ計算する．また，Cockcroft-Gault式は，血清Cr濃度，年齢，体重（kg），性別からC_{Cr}を推算する式である．血清CrまたはCys-C濃度は，検査当日に採血したものを測定する．

(1) 血清Cr濃度（mg/dL）を用いる場合

男性：eGFRcreat（mL/分/1.73m²）＝$194 \times Cr^{-1.094} \times 年齢^{-0.287}$

女性：eGFRcreat（mL/分/1.73m²）＝eGFRcreat（男性）$\times 0.739$

体表面積非補正の場合は次式を用いる．

eGFRcreat（mL/分）＝eGFRcreat（mL/分/1.73m²）$\times$（BSA/1.73）

> 注意
> 血清Cr濃度は酵素法で測定し，小数点以下2桁表記を用いる．

(2) 血清Cys-C濃度（mg/L）を用いる場合

男性：eGFRcys（mL/分/1.73m²）＝$(104 \times Cys\text{-}C^{-1.019} \times 0.996^{年齢}) - 8$

女性：eGFRcys（mL/分/1.73m²）＝$(104 \times Cys\text{-}C^{-1.019} \times 0.996^{年齢} \times 0.929) - 8$

体表面積非補正の場合は次式を用いる．

eGFRcys（mL/分）＝eGFRcys（mL/分/1.73m²）$\times$（BSA/1.73）

> 注意
> Cys-C濃度は国際的な標準物質（ERM-DA471/IFCC）に基づく測定値を用

 糸球体濾過

毛細血管の内皮細胞，糸球体基底膜，足細胞の3層により行われ，分子量約67,000未満の低分子蛋白質を含む水を漏出させる（150〜180 L/日）．細胞成分や高分子蛋白質については，糸球体基底膜，緻密層の細胞外基質の緻密な網目構造と足突起間スリット膜などによる分子の大きさに依存する機序（サイズバリア）と，細胞表面のシアル酸，糸球体基底膜内外透明層のプロテオグリカンなどによる荷電に依存する機序（チャージバリア）の障壁機能によって濾過されない仕組みになっている（図2-VI-1）．

CKDの定義

①尿，画像，血液，病理検査で腎障害の存在が明らかであり，特に0.15 g/gCr以上の蛋白尿（30 mg/gCr以上のアルブミン尿）の存在や，②GFR<60 mL/分/1.73 m²である場合，①，②のいずれか，または両方が3カ月以上持続するものすべてを包含したものである．

血清Cr濃度

Crは筋肉量の影響を受けるため，四肢欠損や筋肉疾患など筋肉量が減少している場合は，血中Cr濃度が低くなるためGFRは高く算出されうる．また，肉類の摂取後（肉類に含まれているクレアチニンが吸収される）や尿細管分泌を抑制する薬剤（シメチジンなど）の使用時は，血中Cr濃度が高くなるためGFRは低く算出されうる．

 BSA（体表面積）

BSA(m²)＝体重(kg)$^{0.425}$ ×身長(cm)$^{0.725}$ × 0.007184

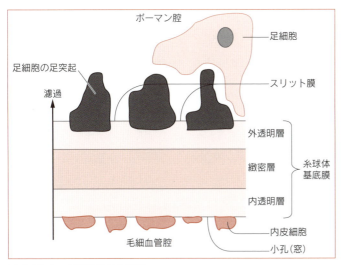

図 2-Ⅵ-1　糸球体毛細血管壁

いる．

(3) Cockcroft-Gault 式を用いる場合

　　男性：C_{Cr}（mL/分）＝（140－年齢）・体重/（72・Cr）

　　女性：C_{Cr}（mL/分）＝C_{Cr}（男性）×0.85

(4) 判定

20 歳以上：50 mL/分/1.73 m² 未満（腎機能の悪化が予想されるため腎臓専門医に紹介する）

70 歳以上：40 mL/分/1.73 m² 未満（腎機能低下のリスクが高まるため，かかりつけ医の判断により腎臓専門医に紹介する）

40 歳未満：60 mL/分/1.73 m² 未満（長期の腎予後も考慮し，腎臓専門医への紹介を考慮する）

(5) 検査の意義と評価

CKD の重症度を原因（Cause；C），腎機能（GFR；G），蛋白尿（アルブミン尿；A）による CGA 分類で評価する（表 2-Ⅵ-1）．CKD はステージが上昇するほど，死亡，末期腎不全（end-stage kidney disease；ESKD）や心血管疾患（cardiovascular disease；CVD）の発症リスクが高くなる．簡便に腎機能を把握できることで，腎機能の低下を早期に感知することが可能であり，ESKD や CVD の予防にも有効となる．

3　その他の検査

現在，実施されていない検査として，フィッシュバーグ濃縮試験と PSP 排泄試験がある．

体表面積補正

eGFR は体表面積を 1.73 m² に補正した GFR 値を従属変数としている．理論的には，体表面積が 1.73 m² より大きな人では eGFR は実測 GFR より小さく，1.73 m² より小さな人では大きく計算されることになる．薬剤の投与量を設定する場合などでは，体表面積非補正 eGFR を用いる．

eGFRcreat と eGFRcys の取り扱い

eGFRcreat による評価が困難な，筋肉量が少ない場合（四肢欠損，筋肉疾患，長期臥床例）や筋肉量が多い場合（アスリート，運動習慣のある高齢者など）は，eGFRcys による評価が有用である．一方，妊娠，HIV 感染，甲状腺機能障害では，血清 Cys-C 値に影響を及ぼす可能性が考えられるため，eGFRcreat による評価が有用である．

フィッシュバーグ濃縮試験（Fishberg's test）

被検者が脱水状態のとき，脳下垂体後葉から分泌される抗利尿ホルモン（ADH）によって尿が濃縮するか否かを調べる検査である．検査方法は，就寝前・夜間に排尿し，翌朝覚醒後ただちに採尿する（第1尿）．それから 1 時間後（第 2 尿），2 時間後（第 3 尿）に再採尿し，各尿の比重と尿量を測定する．各尿の一つでも比重が 1.025（浸透圧 850 mOsm/kg H_2O）以上であれば正常．3 つとも 1.020（浸透圧 750 mOsm/kg H_2O）以下であれば尿濃縮力が低下していると考える．本試験は主として遠位尿細管の再吸収能力を示すもので，ADH 分泌が障害されると中枢性尿崩症，ADH 反応性が障害されると腎性尿崩症となる．そのほか，高カルシウム血症，低カリウム血症，腎盂腎炎，閉塞性腎症，バーター症候群などで尿濃縮力の低下がある．

表 2-VI-1　CKD 重症度分類

原疾患	蛋白尿区分		A1	A2	A3
糖尿病	尿アルブミン定量 (mg/日)		正常	微量アルブミン尿	顕性アルブミン尿
	尿アルブミン/Cr 比 (mg/gCr)		30 未満	30〜299	300 以上
高血圧 腎炎 多発性嚢胞腎 移植腎 不明 その他	尿蛋白定量 (g/日)		正常	軽度蛋白尿	高度蛋白尿
	尿蛋白/Cr 比 (g/gCr)		0.15 未満	0.15〜0.49	0.50 以上
GFR 区分 (mL/分/1.73 m^2)	G1	正常または高値	≧90		
	G2	正常または軽度低下	60〜89		
	G3a	軽度〜中等度低下	45〜59		
	G3b	中等度〜高度低下	30〜44		
	G4	高度低下	15〜29		
	G5	末期腎不全 (ESKD)	<15		

のステージを基準に，　，　，　の順にステージが上昇するほどリスクは上昇する．
(KDIGO CKD guideline 2012 を日本人用に改変，CKD 診療ガイド 2012．p3)

VII 尿沈渣の形態学的検査法

尿沈渣（urinary sediment）は，尿を遠心沈殿し得られた尿中の有形成分である．このなかには血球類，上皮細胞類，円柱類，塩類・結晶類，微生物類などの成分が含まれ，大部分は尿路に由来するものであるが，一部は血液成分が尿中に排泄されたものである．

尿沈渣成分を詳細に検査することは，腎・尿路系疾患のみでなく，全身性の疾患のスクリーニングとして非常に有用である．

1　採尿法と取り扱い

尿沈渣検査のみを実施することはほとんどないので，通常の尿検査で行われている採尿でよいが，**蓄尿**は細胞成分の変性，細菌の増殖により適さない．自然尿の場合は，**早朝尿**または**随時尿**が適しており，中間尿採取を実施する．例外として，クラミジア感染症の場合は初尿を用いる．

女性の場合は，外陰部からの成分（赤血球，白血球，扁平上皮細胞，細菌など）の混入を避けるため，採尿前に尿道口を清拭することが望ましく，清拭を含めた採尿指導が必要である．

自然採尿のほかには**カテーテルによる採尿**があり，カテーテル挿入による機械的な影響により赤血球や尿路上皮細胞の集塊像を認めることがある．また，膀胱がんの根治手術として回腸などの腸の臓器を使用して代用の膀胱を形成する尿路変更術があり，これらの患者の尿は通常の性状とは異なり，粘性が非常

PSP（phenolsulfonphthalein）排泄試験

赤色色素である PSP は，体内で分解されずそのほとんどが腎より尿中に排泄される．静注後一定時間後のPSP 排泄量を測定することにより腎機能を知ることができる．検査方法は，排尿させたあと一定量の水を飲ませる．30 分後に一定量の PSP を静注し，15 分後および 2 時間後に完全排尿させる．各尿中の PSP 濃度（％）を比色法により求める．基準値は 15 分値が 25〜50％（平均 35％）で，2 時間値が 55〜85％（平均 70％）である．15分値が最も重要であり，25％以下の場合には腎機能障害が考えられる．本試験は主として腎血漿流量と近位尿細管排泄機能を示すもので，腎血流量の低下，肝機能の低下する病態で排泄量の低下がみられる．

に強い．

したがって，尿の種類および採尿方法（自然採尿，カテーテル採尿，早朝尿，随時尿，尿路変更術後尿など）は，検査実施にあたり重要な情報である．

2　尿沈渣標本の作製法
1）方法
①尿検体をよく攪拌して底部の沈殿物を均等に再浮遊させる．
②10 mL および 0.2 mL に正確な目盛りのついた尿沈渣用スピッツに 10 mL 分注する．
③懸垂型遠心器（スウィング型）を使用し，遠心力 500 g，5 分間遠心する．
④遠心後，スピッツを取り出し，沈渣残液量が 0.2 mL になるようにアスピレータまたはスポイトなどで上清を除去する．または，スピッツを傾けて上清を捨て（デカント法），沈渣残液量が 0.2 mL を超えた量はスポイトで除去する．
⑤スポイトで沈渣成分をよく混和し，スライドガラス（75×26 mm）に約 15 μL 滴下し，その真上にカバーガラス（18×18 mm）をのせる．成分が均等に分布し気泡が入らないようにする．標本作製後，すみやかに鏡検する．

2）遠心器
①遠心器には**懸垂型遠心器**（スウィング型）と**傘型遠心器**（アングル型）がある．尿沈渣検査ではスウィング型を用いる．
②日本臨床検査標準協議会（JCCLS）で認められている方法は，500 g，5 分間である．

$$g = 11.18 \times (rpm/1,000)^2 \times R$$

rpm：1 分間の回転数，R：半径，中心から遠心管の管底までの距離（cm）

3　尿沈渣の染色法
尿沈渣検査は染色を行わない無染色生標本で鏡検するのが原則であるが，日常検査では，目的に応じて各種の染色法が用いられている．

1）Sternheimer 染色（ステルンハイマー染色，S 染色）
国内で最も使用されている，尿沈渣成分の全般に適応する染色法である．核成分が明瞭に染め出されることから，各種細胞成分の鑑別や異型細胞の観察に適している．
（1）染色液
　A 液：2％アルシアンブルー 8 GS 水溶液
　B 液：1.5％ピロニン B 水溶液
　A 液と B 液を濾過後，2：1 の割合に混合する．冷暗所保存で 3 カ月程度使用できる．鏡検時，沈渣に 1 滴加えて混合する．

クラミジア感染症

Chlamydia trachomatis が尿路や性器に感染し発症する．男性は尿道に感染することが多いことから，初尿を採取することでクラミジアの検出が可能になる．

採尿指導

清拭用のガーゼや綿は高価であるため，多くの施設では，日常検査において直接的な採尿指導は実施されていない．一般的には採尿室に中間尿の採取方法の指示ポスターを貼るなどの工夫により採尿指導を行っている．

JCCLS：Japanese Committee for Clinical Laboratory Standards

g

g とは遠心力の単位であり，遠心器の半径が 20 cm の場合は 1,500 回転（rpm）で 500 g の遠心力に相当する．半径が 16 cm の場合は 1,700 回転（rpm）で 500 g の遠心力に相当する．

(2) 染色結果

赤血球：無染または桃～赤紫色調．

白血球：生細胞は染まりにくいが，核は青色調，細胞質は桃～赤紫色調に染まる．

上皮細胞類：核は青色調，細胞質は桃～赤紫色調に染まる．

円柱類：硝子円柱は青色調，顆粒円柱とろう様円柱は赤紫色調に，赤血球円柱は青い基質に赤血球が赤く染まる．

2) Sternheimer-Malbin 染色（ステルンハイマー・マルビン染色，SM染色）

尿沈渣成分の全般に適応する染色法である．Sternheimer 染色同様に，円柱や細胞成分なども簡単に鮮明に染め上がる．

> **白血球の染色性**
> 白血球の Sternheimer 染色，Sternheimer-Malbin 染色の性状：濃染細胞（dark cell）は老化した死細胞であり，淡染細胞（pale cell），輝細胞（glitter cell）は生きている細胞であると考えられている．特に pale cell で，細胞質顆粒のブラウン運動が認められるものを glitter cell と分類する．

(1) 染色液

 A 液：クリスタルバイオレット   3.0 g
    95％エチルアルコール   20 mL
    シュウ酸アンモニウム   0.8 g
    蒸留水   80 mL
 B 液：サフラニン O   0.25 g
    95％エチルアルコール   10 mL
    蒸留水   100 mL

A 液と B 液を 3：97 の割合に混合し濾過する．調製後の使用期間は 3 カ月である．鏡検時に沈渣に 1 滴加えて混合する．

(2) 染色結果

赤血球：無染または淡紫紅色．

白血球：生細胞は染まりにくいが，死細胞の核は濃紫色，細胞質は紫色に染まる．生細胞は核と細胞質がともに無染あるいは淡青色に染まる．

上皮細胞類：核は紫～濃紫色，細胞質は桃～紫色に染まる．

円柱類：硝子円柱は淡紅色，顆粒円柱とろう様円柱は濃紫色に染まる．

3) Prescott-Brodie 染色（プレスコット・ブロディ染色）

2,7-ジアミノフルオレン（DAF）を色原体としたペルオキシダーゼ染色であり，白血球（顆粒球系）と上皮細胞の鑑別や，白血球円柱と上皮円柱の鑑別に用いる．

(1) 染色液

 A 液：2,7-DAF   300 mg
    フロキシン B   130 mg
    95％エチルアルコール   70 mL
 B 液：酢酸ナトリウム・$3H_2O$ 11 g
    0.5％酢酸   20 mL

C液：3％過酸化水素水　　　　1 mL

　A液，B液，C液を混合し，濾過する．褐色ビンで冷暗所に保存して3カ月間は使用できる．新鮮尿のうちに沈渣に5～10滴加え染色する．

(2) 染色結果

　ペルオキシダーゼ反応陽性である尿中白血球（顆粒球系）は青～青黒色に染まり，ほかの細胞は赤く染まる．

4）SudanIII 染色（ズダンIII染色）

　卵円形脂肪体などの脂肪顆粒を含有する細胞の脂肪成分を証明する．

(1) 染色液

　SudanIII　　　　　1～2 g
　70％エタノール　　100 mL

　両者を混合後，よく振って溶解させ，56～60℃に12時間放置後，室温に戻して保存する．沈渣に2～3滴加え，室温で15～60分染色する．

(2) 染色結果

　脂肪の種類により染色性は異なり，コレステロールエステルや脂肪酸は黄赤色，中性脂肪は赤色，コレステロールは黄赤橙色，リン脂質や糖脂質は淡赤色に染色される．

5）Berlin blue 染色（ベルリンブルー染色）

　生体内色素の一つで，ヘモグロビンに由来する鉄を含む黄褐色の誘導体であるヘモジデリン顆粒の証明に用いられる．

(1) 染色液

　A液：フェロシアン化カリウム　2 g
　　　　蒸留水　　　　　　　　100 mL
　B液：濃塩酸　　　　　　　　1 mL
　　　　蒸留水　　　　　　　　100 mL

　A液，B液を冷暗所に保存しておき，使用直前に両液を等量混合し，淡黄色透明となったものを用いる．尿沈渣 0.2 mL に染色液を 10 mL 加える．10分以上放置し，遠心後，沈渣成分を鏡検する．

(2) 染色結果

　ヘモジデリン顆粒は青色に染まる．ヘモジデリン顆粒は，発作性夜間ヘモグロビン尿症，急性溶血性貧血，バンチ病，不適合輸血，大量輸血後などで認められる．

4　鏡検法

　顕微鏡は接眼レンズの視野数が20（400倍視野面積 $0.196\ mm^2$）のものを使用し，コンデンサの位置は最上部よりやや下げる程度が最適である．

1）倍率・鏡検法

(1) 弱拡大（low power field；LPF＝100倍）
対物レンズ10倍を使用する．全視野（whole field；WF）を観察し，円柱類，細胞集塊などの有形成分の概数や分布状態を観察する．コンデンサ絞り（開口絞り）を絞って視野をやや暗くしてコントラストをつけるようにしないと，硝子円柱を見落としやすい．

(2) 強拡大（high power field；HPF＝400倍）
対物レンズ40倍を使用する．血球類や上皮細胞類の種類と数，円柱類の種類などを観察する．コンデンサ絞りはやや開口して視野を明るくし，扁平上皮細胞の細胞質が灰色から灰白色にみえるように調整する．

標本を図2-Ⅶ-1のように移動させながら弱拡大で全視野観察し，細胞の集塊像の確認，各種円柱の算定を行い，次に強拡大で20～30視野を鏡検し，有形成分が少ない場合は最低10視野以上は観察する．報告（視野表現）は，強拡大で各視野に認められた有形成分を次項に示した方法で行う．

2）記載方法

鏡検により観察した結果の記載方法には，概数法，記号法（1＋～3＋），平均法などがあるが，被検対象（患者集団，集団検診，診療科）の違いや関連学会により多少異なるので，本書では，日本臨床検査標準協議会尿沈渣検査法GP1-P4の記載を提示する．

顕微鏡倍率は，弱拡大（100倍）をLPF，強拡大（400倍）をHPF，全視野をWFと記載する．参考として例を示す（図2-Ⅶ-2）．

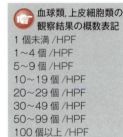

①血球類，上皮細胞類：強拡大視野における観察結果を概数（観察数/HPF）で記載する．
②円柱類：弱拡大視野における観察結果を全視野（WF）の，各視野（LPF）の，あるいは各視野または全視野の概数に基づき，記号または概数で記載する（表2-Ⅶ-1）．
③微生物類：強拡大視野における鏡検結果を，基準に従って記号で記載する

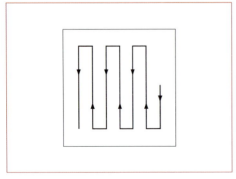

図2-Ⅶ-1　標本の移動法

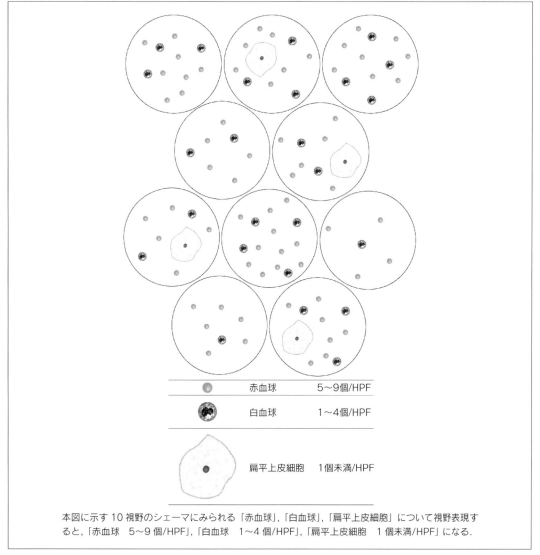

図 2-Ⅶ-2　鏡検の記載例

（表 2-Ⅶ-2）．

④寄生虫類：強拡大視野における観察結果を，各視野または全視野の概数に基づき記号で記載する（**表 2-Ⅶ-3**）．

⑤塩類・結晶類：強拡大視野における鏡検結果を，基準に従って記号で記載する（**表 2-Ⅶ-4**）．

なお，異常結晶は全視野に1個でも記載し，無晶性塩類は多量に出現している場合に記載する．

表 2-Ⅶ-1　円柱類の記載方法

記号	全視野	各視野	各視野または全視野
−	0/WF	0/100LPF	0/100LPF
1+	1〜4 個/WF	1〜4 個/100LPF	1 個/WF〜1 個未満/10LPF
	5〜9 個/WF	5〜9 個/100LPF	
2+	10〜19 個/WF	10〜19 個/100LPF	1〜2 個/10LPF
	20〜29 個/WF	20〜29 個/100LPF	
3+	30〜49 個/WF	30〜49 個/100LPF	3〜9 個/10LPF
	50〜99 個/WF	50〜99 個/100LPF	
4+	100〜999 個/WF	100〜999 個/100LPF	1〜9 個/LPF
5+	1000 個以上/WF	1000 個以上/100LPF	10 個以上/LPF

表 2-Ⅶ-2　微生物類の記載方法

記号	微生物類
−	0 から数視野に散在
1+	各視野にみられる
2+	多数あるいは集塊状に散在
3+	無数

表 2-Ⅶ-3　寄生虫類の記載方法

記号	寄生虫類
−	0
1+	1 個/WF〜4 個/HPF
2+	5〜9 個/HPF
3+	10 個以上/HPF

表 2-Ⅶ-4　塩類・結晶類の記載方法

記号	結晶類	塩類
−	0	0
1+	1〜4 個/HPF	少量
2+	5〜9 個/HPF	中等量
3+	10 個以上/HPF	多量

5　尿沈渣成分所見

1）非上皮細胞類

(1) 血球類

① 赤血球（red blood cell）

大きさは 6〜8 μm で淡黄色調を呈し，核がなく中央がくぼんだ円盤状である．形態は出血部位により変化がみられ，また，浸透圧や pH の影響も受ける．赤血球はほかの成分と異なり，算定のみではなく形態を観察することが重要で，形態により糸球体型赤血球（変形赤血球，dysmorphic RBC）と非糸球体型赤血球（均一赤血球，isomorphic RBC）に分類する．

糸球体型赤血球：ドーナツ状，有棘状，標的状などの不均一で多彩な形態を呈し，大きさは大小不同を呈する．これら多彩な形態を示す原因としては，赤血球が糸球体基底膜を通過する際の機械的傷害や，尿細管を通過する際の浸透圧の変化などが考えられている（**写真 2-Ⅶ-1**）．

非糸球体型赤血球：低比重尿（1.010 以下）やアルカリ性尿では膨化して脱ヘモグロビン状を呈し，高比重尿（1.030 以上）では萎縮して金平糖状になる．大きさ，形状がそろっている（均一状）のが特徴である（**写真 2-Ⅶ-2**）．

② 白血球（white blood cell）（**写真 2-Ⅶ-3〜6**）

大きさは 10〜15 μm で赤血球よりやや大型である．明瞭な核を有し，円形，球状の形態をしたものが多いが，細胞の生死の状態や浸透圧，pH など尿の性状によって，大きさ，形態はさまざまに変化する．大部分は好中球であるが，

赤血球との鑑別成分

赤血球との鑑別でまぎらわしい成分としては，脂肪球，シュウ酸カルシウム結晶，真菌などがある．脂肪球は球状で大小不同，光沢があり，SudanⅢ染色で赤色から黄赤橙色調に染まる．真菌は円形から楕円形の大小不同で数個群集していることが多い．赤血球は，顕微鏡下に 10％酢酸を加えると溶解することから，ほかのものと鑑別できる．また，潜血反応も鑑別上役立つが，沈渣赤血球と潜血反応の結果は必ずしも一致しない．

白血球との鑑別成分

白血球は腟トリコモナス原虫，赤血球，尿細管上皮細胞との鑑別が困難なことがあるが，Sternheimer 染色により分葉核が明瞭となるので鑑別できる．ほかに，ペルオキシダーゼ反応を利用した Prescott-Brodie 染色（好中球は青〜黒色），グリコーゲンを染め出す Lugol（ルゴール）染色（白血球は褐色，上皮細胞は淡黄色）を行う．また，10％酢酸を沈渣に 1 滴加えると赤血球は溶解し，白血球は核が明瞭になり区別しやすくなる．

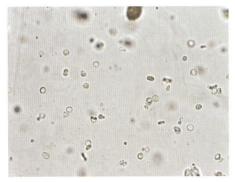

写真 2-Ⅶ-1 糸球体型赤血球（変形赤血球）（無染色）
多彩な形態を示し，大小不同が著明な形態が糸球体型赤血球の特徴である．

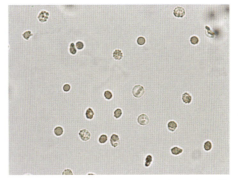

写真 2-Ⅶ-2 非糸球体型赤血球（均一赤血球）（無染色）
ほぼ均一の大きさで，金平糖状，球状の典型的な非糸球体型赤血球である．

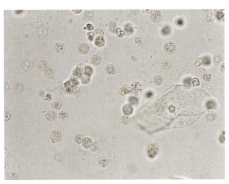

写真 2-Ⅶ-3 白血球（無染色）
細胞質内の顆粒がブラウン運動している場合，輝細胞（glitter cell）とよばれ，生細胞である．

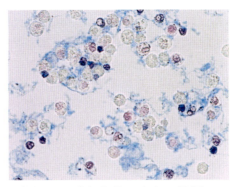

写真 2-Ⅶ-4 白血球（Sternheimer 染色）
Sternheimer 染色の染色性から白血球は濃染細胞，淡染細胞，輝細胞に分けられる．生細胞が多いことから炎症性が示唆される（写真 2-Ⅶ-3 と同一検体）．

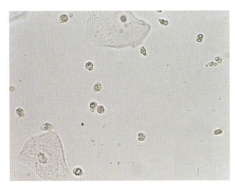

写真 2-Ⅶ-5 白血球（無染色）
核が明瞭に確認できる場合は，死細胞のことが多い．

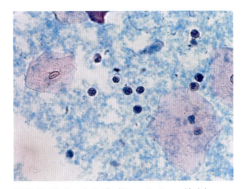

写真 2-Ⅶ-6 白血球（Sternheimer 染色）
白血球の死細胞は，Sternheimer 染色の染色性は良好である．女性の場合は膣からの混入が示唆される（写真 2-Ⅶ-5 と同一検体）．

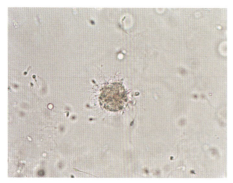
写真 2-Ⅶ-7　大食細胞（無染色）
細胞質の性状が確認できないほどの多数の精子を貪食した大食細胞である．

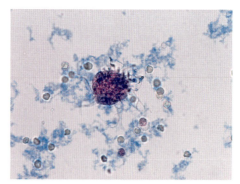
写真 2-Ⅶ-8　大食細胞（Sternheimer 染色）
細胞質に精子を貪食した像が確認できる．

各種疾患や病態によりリンパ球，好酸球，単球なども認められる．

尿中の好中球は，Sternheimer 染色および Sternheimer-Malbin 染色により，濃染細胞（dark cell），淡染細胞（pale cell），輝細胞（glitter cell）の3つに分けられる．輝細胞は低比重尿中で細胞が膨化し，細胞質内顆粒がブラウン運動して輝いてみえる．

(2) **大食細胞**（macrophage）（写真 2-Ⅶ-7，8）

組織球や単球系の貪食能を有する細胞である．大きさ15～100μm．円形状の不定形を示し，細胞辺縁構造は不明瞭なことが多い．細胞質表面構造は淡く綿菓子状または均質状である．白血球と同様に浸透圧の影響を受け，低張尿では細胞辺縁構造は円形，類円形を示す．細胞質内に貪食物（精子，真菌，赤血球など）を確認できることがある．一般に腎・尿路系各組織の感染性疾患，組織崩壊亢進などで認められる．

> **大食細胞と単球の分類**
> 尿沈渣検査における大食細胞と単球との分類は，大きさ20μm以上を大食細胞，20μm未満を単球とする．

(3) **非上皮細胞類の臨床的意義**

赤血球は，健常者では強拡大で1視野に4個以下である．1視野に5個以上認めた場合は血尿と定義され，潜血反応が陽性を示す．この程度の血尿を顕微鏡的血尿といい，これに対して肉眼的にも明らかなものを肉眼的血尿という．

白血球は，健常者では強拡大で1視野に4個以下である．腎・尿路系の感染症や炎症性疾患の場合に，輝細胞，淡染細胞を主体として認められ，活動性の尿路感染症が疑われる．これらの白血球は好中球である．一方，腟分泌物の混入があるときは，白血球が多くても濃染細胞がほとんどである．好酸球の増加はアレルギー性膀胱炎や間質性腎炎で認められる．また，尿路結石でも認められる．腎移植直後の拒絶反応時，腎結核の乳び尿出現時にリンパ球の増加がみられる．糸球体腎炎，ネフローゼ症候群，抗がん薬治療中などで単球の増加がみられる．

2) 上皮細胞類（epithelial cell）

上皮細胞類は，基本的上皮細胞類と変性細胞類，ウイルス感染細胞類に大別

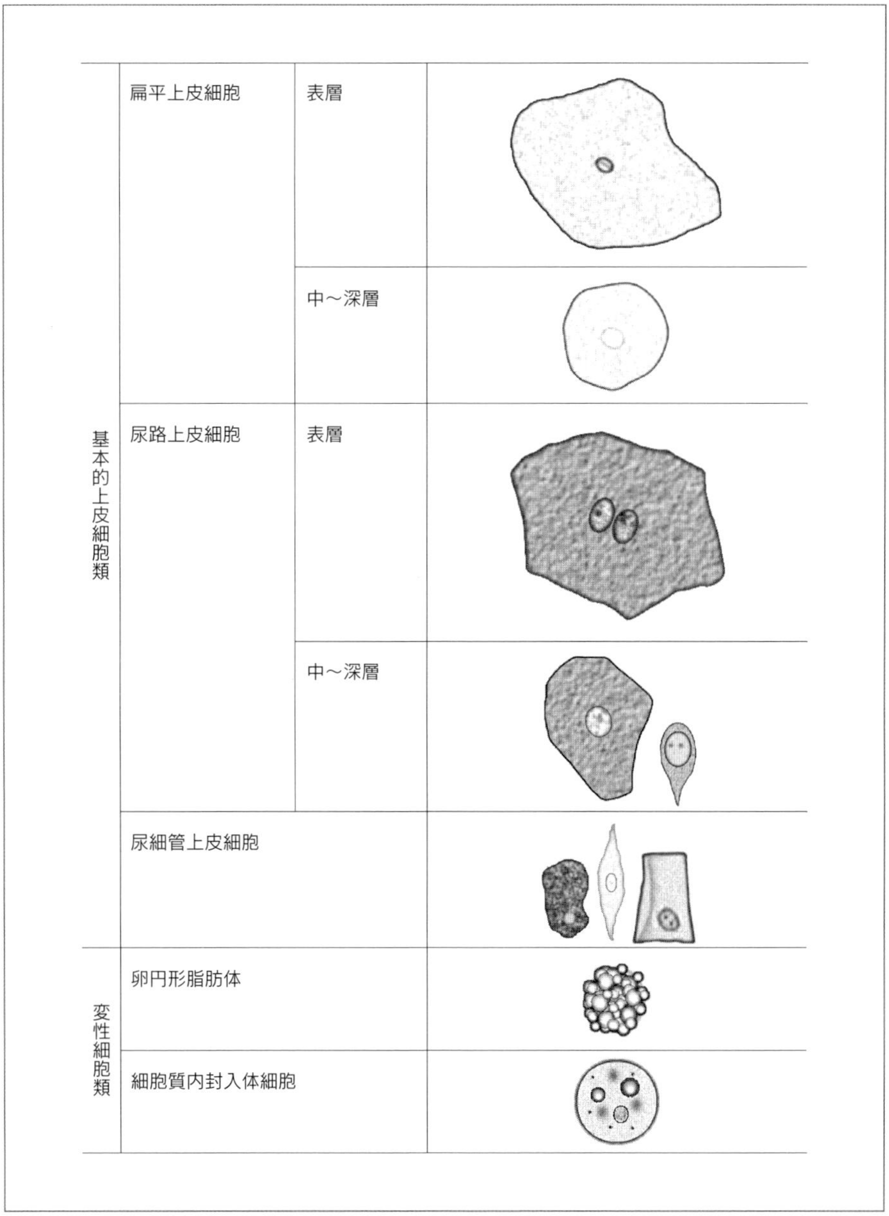

基本的上皮細胞類	扁平上皮細胞	表層	
		中～深層	
	尿路上皮細胞	表層	
		中～深層	
	尿細管上皮細胞		
変性細胞類	卵円形脂肪体		
	細胞質内封入体細胞		

図 2-Ⅶ-3　尿沈渣中にみられる主な上皮細胞

される．基本的上皮細胞類には，扁平上皮細胞，尿路上皮細胞，尿細管上皮細胞，円柱上皮細胞がある．また，変性細胞類，ウイルス感染細胞類は，基本的上皮細胞類がなんらかの要因により変化した上皮細胞で，卵円形脂肪体，細胞質内封入体細胞，核内封入体細胞，ウイルス感染細胞などがある．上皮細胞の鑑別は，細胞の大きさ，細胞質の辺縁構造，表面構造，色調などの形態学的特徴を総合的に判断して分類する．また，腎・尿路系の悪性腫瘍には異型細胞が認められる（図 2-Ⅶ-3）．

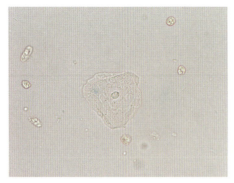
写真 2-Ⅶ-9　扁平上皮細胞：表層型（無染色）
細胞質は薄く，しわがあり，灰白色調である．

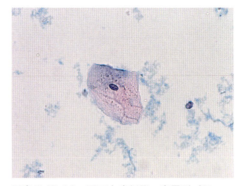
写真 2-Ⅶ-10　扁平上皮細胞：表層型（Sternheimer 染色）
Sternheimer 染色の染色性は良好で，核は小さく濃縮状を示す．

(1) 扁平上皮細胞（squamous epithelial cell）

　扁平上皮細胞は，外尿道口付近の粘膜に由来する．女性では，外陰部，腟部からの扁平上皮細胞が尿中に混入することからしばしば認められる．

　表層型：大きさ 60〜100 μm．細胞質は非常に薄く，表面構造は均質状，辺縁構造は多稜状で，辺縁が折れ曲がったり，しわ状を呈していることがある．核は赤血球大の単核で核内構造は濃縮状であり，核の位置は中心性である．無染色では灰色から灰白色である．Sternheimer 染色の染色性は良好で，赤紫色に染まる（**写真 2-Ⅶ-9，10**）．

　中〜深層型：大きさ 20〜70 μm．細胞質は厚く表面構造は均質状を示すが，ひだ状やくぼみ状を示す場合もある．細胞辺縁構造は曲線状で，形は円形ないし類円形である．核は赤血球大〜白血球大の単核で，核内構造は細顆粒状である．核の位置は大部分が中心性であるが，偏在性の場合もある．無染色での細胞質は光沢のある灰白色や緑色調を呈している．Sternheimer 染色の染色性は，細胞内にグリコーゲンを豊富に含有しているため不良で，染まったとしても淡桃色程度のことが多い（**写真 2-Ⅶ-11，12**）．

(2) 尿路上皮細胞（urothelial epithelial cell）

　腎杯・腎盂から，尿管，膀胱，尿道の一部（前立腺部）までの粘膜に由来する．尿路における感染症，結石症，腫瘍や，カテーテルの挿入による機械的要因などにより出現する．

　表層型：大きさ 60〜150 μm．細胞質は厚く，細胞表面構造は顆粒状を示し，ほかに網目状，亀甲状，モザイク状などを示すことがある．細胞辺縁構造は角状で多辺形を示すものが多い．核は白血球大〜白血球 1.5 倍大で 1〜3 核のことが多く，核内構造は粗または細顆粒状で，核の位置は中心性である．無染色における細胞質は一般に黄色調を呈する．Sternheimer 染色の染色性は良好で，赤紫色に染色される（**写真 2-Ⅶ-13，14**）．

　中〜深層型：大きさ 15〜60 μm．細胞表面構造は表層型細胞と同様に顆粒状

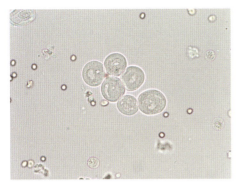

写真 2-Ⅶ-11　扁平上皮細胞：中〜深層型（無染色）

形状は円形ないし類円形．細胞質は厚く均質状で灰白色調の光沢がある．

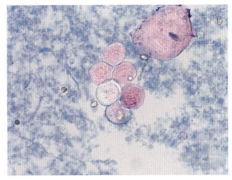

写真 2-Ⅶ-12　扁平上皮細胞：中〜深層型（Sternheimer 染色）

Sternheimer 染色の染色性は不良で，細胞質，核ともに染まりにくいことが多い（右上は表層型の扁平上皮細胞である）．

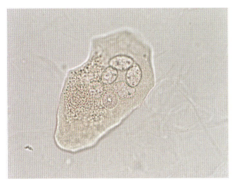

写真 2-Ⅶ-13　尿路上皮細胞：表層型（無染色）

細胞質は黄色調でザラザラした漆喰状を示す．核は白血球大の円形から楕円形で多核のことが多い．

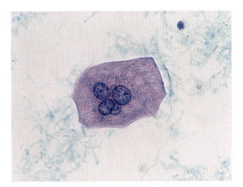

写真 2-Ⅶ-14　尿路上皮細胞：表層型（Sternheimer 染色）

Sternheimer 染色の染色性は，細胞質，核ともに良好である．

を示す．細胞辺縁構造は角状で，紡錘形，洋梨形，三角形，多辺形などを示す．核は白血球大〜白血球 1.5 倍大の 1〜2 核で，核内構造は粗または細顆粒状，核の位置はやや偏在性である．無染色における細胞質は一般に黄色調を呈する．Sternheimer 染色の染色性は良好で，赤紫色に染色される（**写真 2-Ⅶ-15, 16**）．

(3) 尿細管上皮細胞（renal tubular epithelial cell）

腎臓の皮質と髄質の一部に位置する近位尿細管からヘンレの係蹄，遠位尿細管，集合管，腎乳頭までの内腔に由来する．細胞形態は尿細管の部位と病態，薬剤などの影響により多彩である．大きさは白血球大から表層型の扁平上皮細胞大くらいである．細胞質構造は扁平上皮細胞や尿路上皮細胞に類似することがあり，形態の特徴から基本型と特殊型に分けられる．

＜基本型＞

①鋸歯型：細胞辺縁構造は細かい凸凹の鋸歯状で，細胞表面構造は不規則な

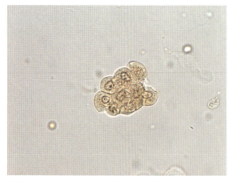

写真 2-Ⅶ-15　尿路上皮細胞：中～深層型（無染色）
細胞質は黄色調で漆喰状を示し，扁平上皮細胞の深層型に比べると核の確認が容易である．

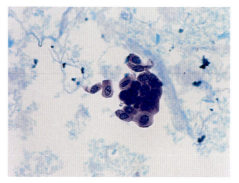

写真 2-Ⅶ-16　尿路上皮細胞：中～深層型（Sternheimer 染色）
扁平上皮細胞の深層型に比べると Sternheimer 染色の染色性は良好である．

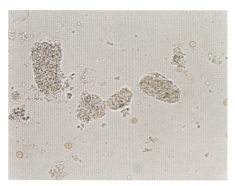

写真 2-Ⅶ-17　尿細管上皮細胞：鋸歯型（無染色）
細胞質は粗い顆粒成分が多く，細胞辺縁構造はギザギザした鋸歯状である．

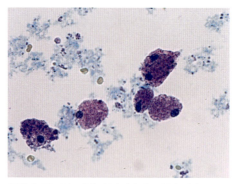

写真 2-Ⅶ-18　尿細管上皮細胞：鋸歯型（Sternheimer 染色）
Sternheimer 染色の染色性は良好で，細胞質は赤紫色，核は濃縮状の青色に染まる．

顆粒状である．細胞質は黄色調を示し，Sternheimer 染色では赤紫色，核は青色に染色される．核は赤血球大の濃縮状であるが，核のみられないものもある（**写真 2-Ⅶ-17, 18**）．

　②棘突起・アメーバ偽足型：細胞辺縁構造は周囲に棘状やアメーバ偽足状の突起を有する．細胞表面構造は細顆粒状で，黄色調である．

　③角柱・角錐台型：細胞質は灰白色調で立体的な構造である．内腔面側と基底膜面側が平行で，基底膜面側が広く台形状にみえる（**写真 2-Ⅶ-19, 20**）．

＜特殊型＞

　①円形・類円形型：細胞質は灰白色調で，大きさは白血球大の小型から中～深層型扁平上皮細胞大の大型のものがある．小型のものは細胞質が豊富で，大小不同を示す．大型のものは細胞質が薄く，一部に空胞化がみられるものもある．核は膨化状で大小不同がみられる（**写真 2-Ⅶ-21, 22**）．

　②オタマジャクシ・ヘビ型，線維細胞型：細胞質は灰白色調で，薄く，細長

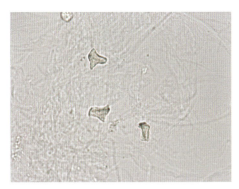

写真2-Ⅶ-19　尿細管上皮細胞：角柱・角錐台型
　　　　　　　（無染色）
細胞質は灰白色調で，表面構造は均質状を示す．

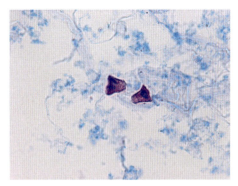

写真2-Ⅶ-20　尿細管上皮細胞：角柱・角錐台型
　　　　　　　（Sternheimer染色）
Sternheimer染色の染色性は良好で，核は濃縮状の青色に染まる．

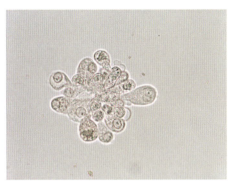

写真2-Ⅶ-21　尿細管上皮細胞：円形・類円形型
　　　　　　　（無染色）
集塊で認められることが多く，集塊の配列は放射状を呈する特徴がある．

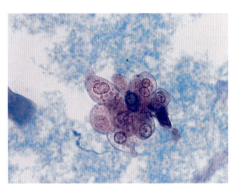

写真2-Ⅶ-22　尿細管上皮細胞：円形・類円形型
　　　　　　　（Sternheimer染色）
核の大小不同がみられるが，クロマチン増量などの悪性所見はみられない．

い．表面構造は均質状で，辺縁構造は不明瞭である．放射状配列などの集塊を形成して円柱内外にみられる．

　③洋梨・紡錘型：細胞質は灰白色調で，薄く，しわ状やひだ状を呈する．表面構造は均質状，辺縁構造は不明瞭である．

　④顆粒円柱・空胞変性円柱型：1～2個の膨化状の核を有し，顆粒円柱状や空胞変性円柱状を呈する．空胞変性円柱状のものは大小の空胞を有する（**写真2-Ⅶ-23，24**）．

(4) 卵円形脂肪体（oval fat body）

　ネフローゼ症候群で高率に認められる．大きさ10～40μm．形は円形，類円形，不定形で，脂肪顆粒が多い場合は細胞の辺縁に滴状にはみ出している．無染色における色調は，小さい脂肪顆粒は黒色から褐色調の光沢を呈し，大きい脂肪顆粒は黄色調の光沢を呈する（**写真2-Ⅶ-25**）．

　Sternheimer染色では，脂肪顆粒は染色されないが，脂肪顆粒の隙間に染色

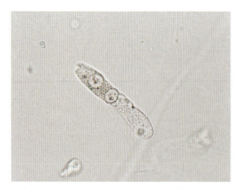

写真 2-Ⅶ-23　尿細管上皮細胞：顆粒円柱・空胞変性円柱型（無染色）
細胞質の下部分は大きな空胞状を呈し，核は2核で膨化した構造である．

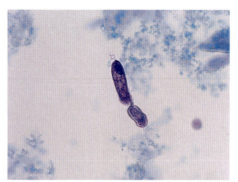

写真 2-Ⅶ-24　尿細管上皮細胞：顆粒円柱・空胞変性円柱型（Sternheimer染色）
細胞質全体に大小不同の空胞状の構造物が確認できる．

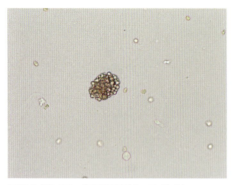

写真 2-Ⅶ-25　卵円形脂肪体（無染色）
細胞質一面に，光沢のある黄色から茶褐色調の脂肪顆粒を認める．

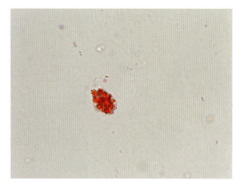

写真 2-Ⅶ-26　卵円形脂肪体（SudanⅢ染色）
SudanⅢ染色では，卵円形脂肪体の脂肪顆粒は赤色からオレンジ色に染まる．

液が浸透し淡桃色に染まる場合もある．脂肪顆粒の証明方法は，SudanⅢ染色と偏光顕微鏡下での観察が一般的である．SudanⅢ染色は脂肪成分の種類により染色性が異なり，コレステロールは黄赤橙色，コレステロールエステル，脂肪酸は黄赤色に染色される（**写真 2-Ⅶ-26**）．また，偏光顕微鏡下ではコレステロールエステル，リン脂質，糖脂質は特有の**重屈折性脂肪体（Maltese cross）** を認める．

(5) 細胞質内封入体細胞（intracytoplasmic inclusion-bearing cell）

大きさ15～100μm．形は円形，類円形，多辺形などさまざまである．細胞質の表面構造も均質状，顆粒状などさまざまで，細胞質内には多様な形の封入体が1～数個認められる．封入体は無構造でやや光沢があり，Sternheimer染色では細胞質と同系色で濃く染め出される．封入体を有する細胞は崩壊や変性が著しいため，由来細胞を特定することが困難なことが多く，単に細胞質内封入体細胞と報告されている（**写真 2-Ⅶ-27，28**）．

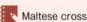

Maltese cross
偏光顕微鏡下で脂肪顆粒を観察すると脂肪球は明るく光り，マルタ十字に四分割された像が確認できる．その像をMaltese crossとよぶ（**写真 2-Ⅶ-52**）．

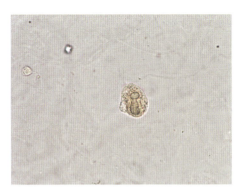

写真 2-Ⅶ-27　細胞質内封入体細胞（無染色）
細胞質内に光沢のある封入物を認める.

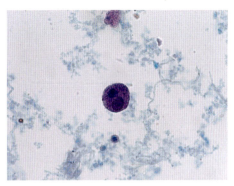

写真 2-Ⅶ-28　細胞質内封入体細胞（Sternheimer 染色）
封入物は Sternheimer 染色により細胞質と同系色に染まる.

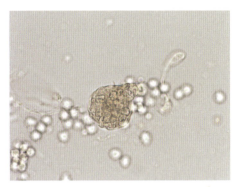

写真 2-Ⅶ-29　核内封入体細胞（無染色）
多核のおのおのの核は押し合うように集められた圧排像を呈し，核内に封入体が確認できる.

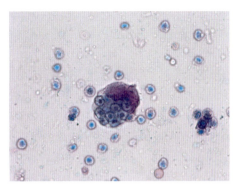

写真 2-Ⅶ-30　核内封入体細胞（Sternheimer 染色）
細胞質の半分に核を有し，核のほぼ中央に封入体を認める.

(6) 核内封入体細胞（intranuclear inclusion-bearing cell）

大きさ 15～100 μm．形は円形，類円形，多辺形などさまざまである．核内に無構造の封入体を形成し，核内封入体と周囲の明庭がみられる．また，多核化した巨細胞もしばしば検出される．ヘルペスウイルス感染，サイトメガロウイルス感染でみられる（**写真 2-Ⅶ-29，30**）．

(7) 円柱上皮細胞（columnar epithelial cell）

大きさ 15～30 μm と小型で，細胞は薄く，細胞質は灰白色を呈する．形は一端が平坦で円柱形，長方形を示す．尿道炎やカテーテル挿入による尿道の機械的損傷や尿路変更術後などに認められる．また，男性では前立腺や精囊由来の円柱上皮細胞が炎症や前立腺マッサージ後，尿中に出現することがあり，女性では子宮内膜由来の円柱上皮細胞が採尿時に混入することがある（**写真 2-Ⅶ-31，32**）．

(8) その他の細胞

ヒトポリオーマウイルス感染細胞，ヒトパピローマウイルス感染細胞，異型

> **異型細胞**
> 尿中には，尿路上皮がん細胞，扁平上皮がん細胞，腺がん細胞，転移性がん細胞が出現する．尿中に出現する悪性細胞は，尿路上皮がん細胞が最も多い.

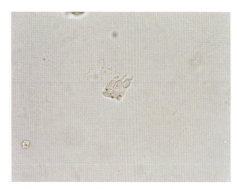

写真 2-Ⅶ-31　円柱上皮細胞（無染色）
細胞質は灰白色調を呈し，一端が平坦な円柱状の細胞が棚状配列を呈する．

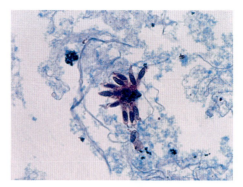

写真 2-Ⅶ-32　円柱上皮細胞（Sternheimer 染色）
Sternheimer 染色の染色性は良好で，細胞質は赤紫色，核は楕円状の青色に染まる．

細胞などがある（**写真 2-Ⅶ-33～40**）．

（9）上皮細胞類の臨床的意義

上皮細胞は生理的に認められるが，集塊状の構造や，数が多く認められた場合は意義があり，尿路系の病態確認のうえで最も重要な情報になる．

扁平上皮細胞は感染による尿道炎，尿道結石症や，カテーテル挿入による機械的損傷などの場合に多くみられる．尿路上皮細胞は腎盂から尿道までの炎症，結石症，カテーテル挿入による機械的損傷を受ける場合に多くみられ，散在性や集塊状に認められる．尿細管上皮細胞は糸球体腎炎，ネフローゼ症候群などの腎皮質疾患で多くみられ，また極度の脱水でも認められる．卵円形脂肪体は重症ネフローゼ症候群患者尿に高率に認められる．細胞質内封入体細胞はウイルス疾患（麻疹，風疹，流行性耳下腺炎，インフルエンザなど）患者尿に高率に認められる．また，ほかの疾患（膀胱炎，腎盂腎炎，膀胱がんなど）の患者尿にもしばしば認められる．

3）円柱類（cast）

円柱は，尿流圧の減少，浸透圧の上昇，アルブミン濃度の上昇，pH の低下により，遠位尿細管から下部の尿細管で分泌される Tamm-Horsfall（タム・ホースフォール）ムコ蛋白とアルブミンが尿細管腔内でゲル化して鋳造された成分である．その円柱内に封入されている成分により分類される（**図 2-Ⅶ-4**）．

（1）硝子円柱（hyaline cast）

硝子円柱は各種円柱の基質を構成する円柱であり，日常検査で最も多く出現する．典型的な形態は両端が丸みを帯び，長辺が平行な円柱状であるが，屈曲，蛇行，切れ込みのみられるものまで多彩である．Sternheimer 染色では淡青色から濃青色を呈する（**写真 2-Ⅶ-41, 42**）．

（2）上皮円柱（epithelial cast）

上皮円柱は円柱内に尿細管上皮細胞を 3 個以上含むものである．また，円柱

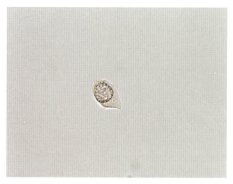

写真 2-VII-33　ウイルス感染細胞（無染色）
ヒトポリオーマウイルス感染を示唆する細胞で，核内構造はスリガラス状を呈する．

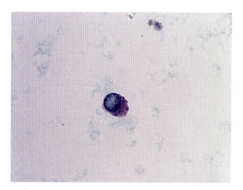

写真 2-VII-34　ウイルス感染細胞（Sternheimer 染色）
N/C 比（核-細胞質比）大を示すが，核内構造はスリガラス状で，写真 2-VII-35〜40 に示す異型細胞の核構造とは異なる．Sternheimer 染色では淡青から青色調に染まる．

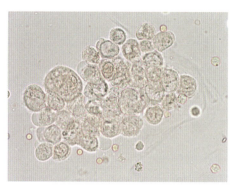

写真 2-VII-35　異型細胞：尿路上皮がん細胞疑い（無染色）
細胞集塊の色調は黄色調で，ザラザラした細胞表面構造を呈する．著明な N/C 比大を示す細胞が確認できることから，悪性が疑われる．

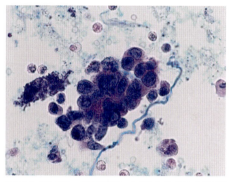

写真 2-VII-36　異型細胞：尿路上皮がん細胞疑い（Sternheimer 染色）
核の大小不同，クロマチン増量，N/C 比大が著しく，裸核状を呈する尿路上皮がん細胞である．

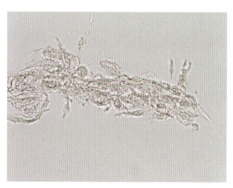

写真 2-VII-37　異型細胞：扁平上皮がん細胞疑い（無染色）
線維状の奇妙な形状を示すことから悪性が疑われる．

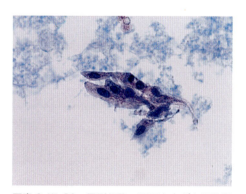

写真 2-VII-38　異型細胞：扁平上皮がん細胞疑い（Sternheimer 染色）
核の大小不同，クロマチン増量が認められる扁平上皮がん細胞である．

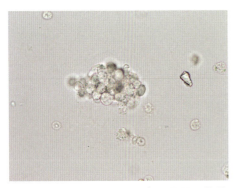

写真 2-Ⅶ-39　異型細胞：腺がん細胞疑い（無染色）
細胞質は灰白色調で，重積性や大小不同がみられることから悪性が疑われる．

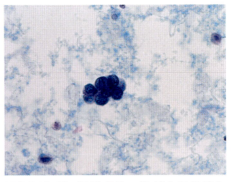

写真 2-Ⅶ-40　異型細胞：腺がん細胞疑い（Sternheimer 染色）
N/C 比が大きく，裸核状で核の大小不同，核小体の肥大などを示すことから腺がん細胞が疑われる．

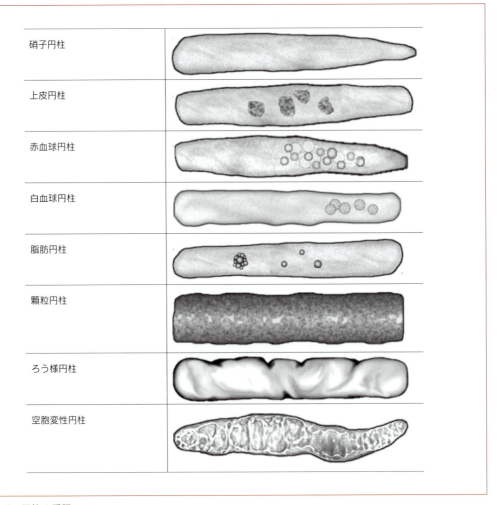

硝子円柱	
上皮円柱	
赤血球円柱	
白血球円柱	
脂肪円柱	
顆粒円柱	
ろう様円柱	
空胞変性円柱	

図 2-Ⅶ-4　円柱の種類

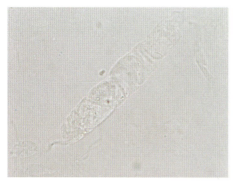
写真 2-Ⅶ-41　硝子円柱（無染色）
円柱基質内に有形成分がなく，両辺が典型的な平行構造を呈しており，明瞭な硝子状の基質を有している．

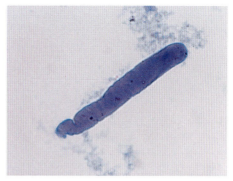
写真 2-Ⅶ-42　硝子円柱（Sternheimer 染色）
円柱基質内に有形成分がなく，Sternheimer 染色では淡青色から濃青色に染まる．

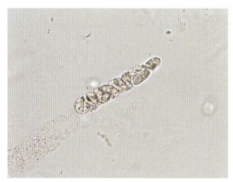
写真 2-Ⅶ-43　上皮円柱（無染色）
円柱基質内に一面に大小の上皮細胞が封入されている．この上皮細胞は尿細管上皮細胞である．

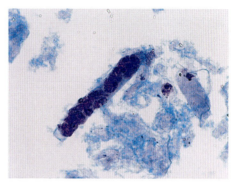
写真 2-Ⅶ-44　上皮円柱（Sternheimer 染色）
典型的な鋸歯状の尿細管上皮細胞が円柱基質内に封入されている．

に尿細管上皮細胞が3個以上付着している場合も上皮円柱とする．Sternheimer 染色では，円柱内の尿細管上皮細胞の細胞質は赤色から赤紫色，核は青色に染め出される（**写真 2-Ⅶ-43, 44**）．尿細管上皮細胞が円柱内に認められることは，尿細管腔内で尿細管上皮細胞がなんらかの影響により剥離したことを示す．臨床的には，腎における血流量の低下による虚血状態や，薬剤などの腎毒性物質による尿細管障害を示唆する．

(3) **赤血球円柱**（red blood cell cast）

赤血球円柱は円柱内に赤血球を3個以上含むもので，背景には糸球体型赤血球を認める場合が多い．ネフロンに出血があることを意味する重要な円柱であり，急性糸球体腎炎，膜性増殖性腎炎，IgA 腎症などにより腎出血を伴う場合に認められる（**写真 2-Ⅶ-45, 46**）．

(4) **白血球円柱**（white blood cell cast）

白血球円柱は円柱内に白血球を3個以上含むものである．封入された白血球の多くは好中球であるが，リンパ球や単球などが封入されていることもある．ネフロンに感染などによる炎症があることを意味し，急性糸球体腎炎や腎盂腎

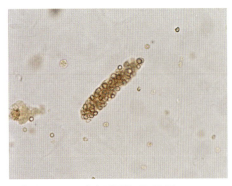

写真 2-Ⅶ-45　赤血球円柱（無染色）
円柱基質内に多数の脱ヘモグロビン状の赤血球が封入されている．

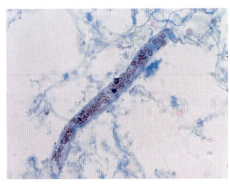

写真 2-Ⅶ-46　赤血球円柱（Sternheimer 染色）
Sternheimer 染色により青色調に染め出された円柱基質内に多数の脱ヘモグロビン状の赤血球が封入されている．

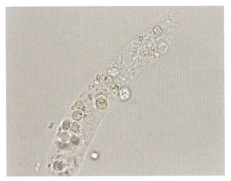

写真 2-Ⅶ-47　白血球円柱（無染色）
円柱基質内の白血球は灰白色から灰色調で，細胞質は薄く，球状であることが特徴である．

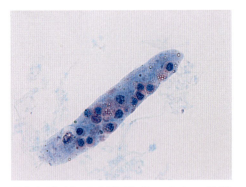

写真 2-Ⅶ-48　白血球円柱（Sternheimer 染色）
円柱基質内に単核球（リンパ球，単球）が封入されている．また，円柱基質内に脂肪球を認めることから，脂肪円柱にも分類する．

炎などの活動期には好中球主体の白血球円柱がみられ，慢性の腎炎ではリンパ球や単球を含む白血球円柱が出現する．また，腎移植後の拒絶反応の際にはリンパ球を含んだり，抗がん薬治療中には単球を含む白血球円柱が出現することもある．上皮円柱や顆粒円柱との鑑別が難しいときには，Sternheimer 染色や Prescott-Brodie 染色を行うとよい（**写真 2-Ⅶ-47，48**）．

(5) 脂肪円柱（fatty cast）

脂肪円柱は円柱内に脂肪顆粒および卵円形脂肪体を含むものである．円柱内に同定可能な大きさの脂肪顆粒を3個以上含むものと，卵円形脂肪体を1個以上含むものを脂肪円柱とする．Sternheimer 染色では脂肪顆粒は染色されず，SudanⅢ染色では橙赤色から赤色に染まる．ネフローゼ症候群や高蛋白尿を伴う腎炎に高率に認められる．偏光顕微鏡で Maltese cross を確認できる場合がある（**写真 2-Ⅶ-49～52**）．

(6) 顆粒円柱（granular cast）

顆粒円柱は円柱内に顆粒成分を1/3以上含むものである．顆粒成分の大部分

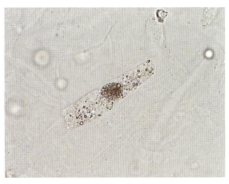

写真 2-Ⅶ-49 脂肪円柱（無染色）
円柱基質内に多数の脂肪球と 1 つの卵円形脂肪体が封入されている．

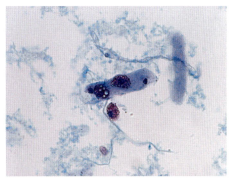

写真 2-Ⅶ-50 脂肪円柱（Sternheimer 染色）
卵円形脂肪体が 2 つ封入されている．脂肪円柱である．

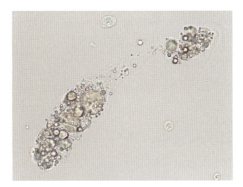

写真 2-Ⅶ-51 脂肪円柱（無染色）
円柱基質内に大小不同の脂肪球を認める．

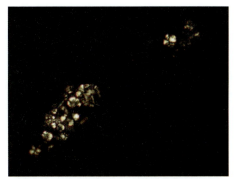

写真 2-Ⅶ-52 脂肪円柱（偏光顕微鏡像）
偏光顕微鏡により，Maltese cross の重屈折性偏光像が確認できる（写真 2-Ⅶ-51 と同一像）．

は尿細管上皮細胞の破壊変性が進行したものに由来するが，赤血球，白血球，血小板などの血液細胞由来の場合もある．そのほか，血漿蛋白からなる顆粒成分もある．顆粒円柱内に細胞成分が 3 個以上封入されている場合と細胞円柱から顆粒円柱への移行型では，細胞円柱と顆粒円柱の両者に鑑別する．Sternheimer 染色では，淡赤紫色から濃赤紫色または濃青紫色を呈する．腎実質障害がある場合に認められる（**写真 2-Ⅶ-53，54**）．

(7) ろう様円柱（waxy cast）

　ろう様円柱は円柱全体または一部が「ろう」のようにみえる均質不透明なもので，形状は切れ込みがみられることが多いが，蛇行，屈曲しているものやイクラ状のものもある．ろう様円柱に細胞成分が 3 個以上封入されている場合は，ろう様円柱と細胞円柱の両者に鑑別する．また，顆粒円柱からろう様円柱への移行型および混合型は，顆粒円柱とろう様円柱とする．硝子円柱との鑑別は，ろう様円柱は基質が厚く，円柱の周辺が明瞭なことから可能である．Sternheimer 染色では，淡赤紫色から濃赤紫色または濃青紫色を呈する．ネフローゼ症候群，腎不全などの重篤な腎疾患に認められる．また，ろう様円柱や

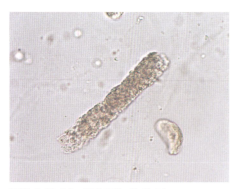
写真 2-Ⅶ-53 顆粒円柱（無染色）
円柱基質内はやや粗大な顆粒成分で構成されている．

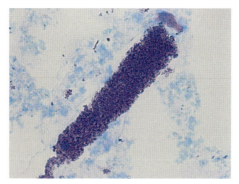
写真 2-Ⅶ-54 顆粒円柱（Sternheimer 染色）
Sternheimer 染色により円柱基質の顆粒成分が紫色から赤紫色調に染まる．

顆粒円柱由来の**幅広円柱**（broad cast）を認めることがある．幅広円柱は，拡張した尿細管や尿細管上皮細胞の剥離により太くなった管腔で円柱が形成されたことを意味する．これらの出現は，重症腎障害，腎不全による長期閉塞を示唆する（**写真 2-Ⅶ-55～60**）．

(8) その他の円柱

空胞変性円柱，フィブリン円柱，ヘモジデリン円柱，ヘモグロビン円柱，ミオグロビン円柱，アミロイド円柱，Bence Jones（ベンス ジョーンズ）蛋白円柱，血小板円柱，塩類・結晶円柱などの特殊な円柱は，日常の検査では鑑別が困難なことが多い．判別できるものについては報告する（**写真 2-Ⅶ-61～64**）．

(9) 円柱の判別基準（JCCLS 尿沈渣検査法 GP1-P4 による）

①円柱の基質内にほかの成分が混入している場合の鑑別法

細胞成分（赤血球，白血球，上皮細胞，脂肪顆粒など）が 3 個以上または顆粒成分が 1/3 以上混入している場合は各種細胞円柱または顆粒円柱とし，それら成分が 3 個または 1/3 未満の場合には硝子円柱とする．

②複数の成分が同一基質内に混在する場合の鑑別法

・顆粒円柱内に細胞成分が 3 個以上含まれている場合は，顆粒円柱と細胞円柱の両者を報告する．

・ろう様円柱内に細胞成分が 3 個以上含まれている場合は，ろう様円柱と細胞円柱の両者を報告する．

・顆粒円柱からろう様円柱への移行型および混在型の場合は，ろう様円柱と顆粒円柱の両者を報告する．

③円柱の幅が約 60 μm 以上の場合は，幅広円柱（broad cast）とする．

④類円柱とよばれていた，先端が細くなっている円柱様物質は硝子円柱に含める．

(10) 円柱類の臨床的意義

円柱の判別は腎疾患の障害の程度を知るうえで重要なものである．円柱の種類と数，太さなどを注意して観察する必要がある．重症な場合ほどその数が多

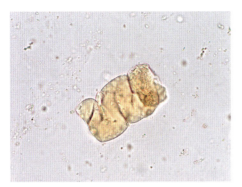

写真 2-Ⅶ-55　ろう様円柱（無染色）
硝子円柱と比べて黄色調の基質で厚みがあり、蛇行、屈曲している。

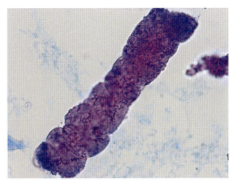

写真 2-Ⅶ-56　ろう様円柱（Sternheimer 染色）
Sternheimer 染色では赤紫色調に染色され、数カ所に切れ込みが確認できる。

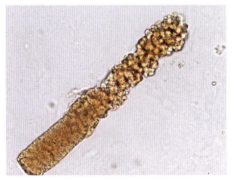

写真 2-Ⅶ-57　ろう様円柱（無染色）
黄褐色調の円柱の上半分にイクラ状のろう様部分を認める。

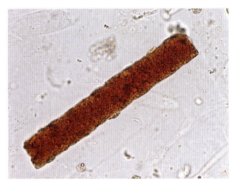

写真 2-Ⅶ-58　ろう様円柱（無染色）
赤褐色調の円柱で、微細な顆粒状を呈するろう様円柱である。

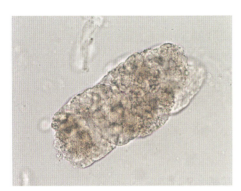

写真 2-Ⅶ-59　ろう様円柱，顆粒円柱，幅広円柱（無染色）
ろう様状と顆粒状が混在し、このような円柱はろう様円柱と顆粒円柱に分類する。さらに、幅が60μmを超える場合は幅広円柱に分類する。

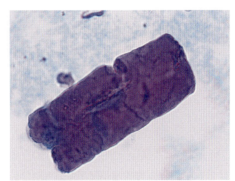

写真 2-Ⅶ-60　ろう様円柱，幅広円柱（Sternheimer 染色）
ろう様円柱の特徴である切れ込みや大きな裂け目がみられる幅広円柱である。

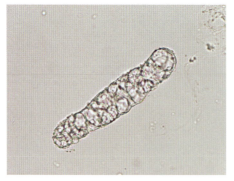

写真 2-Ⅶ-61 空胞変性円柱（無染色）
円柱基質内に大小不同の空胞状の構造物を形成する．小型の空胞形成の場合は，弱拡鏡検では顆粒円柱やろう様円柱に誤認してしまうので注意が必要である．

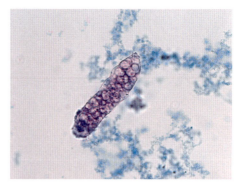

写真 2-Ⅶ-62 空胞変性円柱（Sternheimer 染色）
Sternheimer 染色で赤紫色調に染まる．

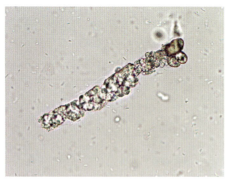

写真 2-Ⅶ-63 塩類・結晶円柱（無染色）
円柱基質内に光沢のあるシュウ酸カルシウム結晶が封入されている．

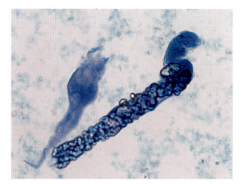

写真 2-Ⅶ-64 塩類・結晶円柱（Sternheimer 染色）
円柱基質内のシュウ酸カルシウム結晶は Sternheimer 染色では染まらず，円柱基質のみ青色に染まる．

く，幅広く太い形を認める．顆粒円柱と血球円柱は特に病的意義が強いので注意を要する．特に，糸球体型赤血球，白血球および各種円柱，尿細管上皮細胞，卵円形脂肪体が同時にみられる場合を telescoped sediment とよび，ループス腎炎の重要所見である．

4）塩類・結晶類

塩類・結晶類は，腎・尿路系や採尿容器内で物理学的作用（含有濃度，pH，温度，共存物質）により尿成分の溶解度が低下し，析出および結晶化したものである．塩類・結晶類の大部分は正常尿成分であるが，ときには病的な意味をもつものもみられる．

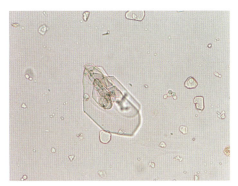

写真 2-Ⅶ-65　リン酸アンモニウムマグネシウム結晶（無染色）
無色で板状の結晶が重なり合った構造である．

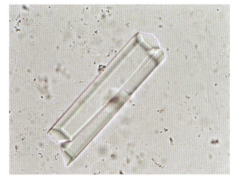

写真 2-Ⅶ-66　リン酸アンモニウムマグネシウム結晶（無染色）
無色で西洋棺蓋状，封筒状の構造である．

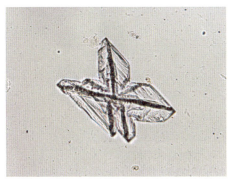

写真 2-Ⅶ-67　リン酸アンモニウムマグネシウム結晶（無染色）
無色で蝶の羽のようにみえる構造である．

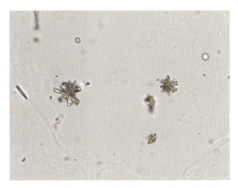

写真 2-Ⅶ-68　リン酸カルシウム結晶（無染色）
無色で菊花状，束柱状に集合した構造である．

(1) 正常成分（写真 2-Ⅶ-65〜74）

①アルカリ性尿（中性〜弱酸性尿）に認められる成分：塩酸，酢酸で溶解する．
 ・無晶性リン酸塩（顆粒状）
 ・リン酸アンモニウムマグネシウム結晶（西洋棺蓋状，封筒状，羽毛状，板状）
 ・リン酸カルシウム結晶（板状，束柱状）
 ・尿酸アンモニウム結晶（棘のある球状）
 ・炭酸カルシウム結晶（無晶性顆粒状，小球状，ビスケット状．塩酸，酢酸を加えると気泡を出して溶解する）

②酸性尿に認められる成分：水酸化カリウムで溶解する．
 ・無晶性尿酸塩（顆粒状．加温により溶解する）
 ・尿酸結晶（黄褐色の砥石状，菱形）
 ・シュウ酸カルシウム結晶（正八面体，亜鈴状，ビスケット状．塩酸に溶解する．アルカリ性尿でもみられることがある）

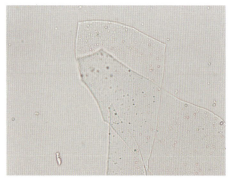
写真 2-Ⅶ-69　リン酸カルシウム結晶（無染色）
無色で非常に薄い板状の構造である．

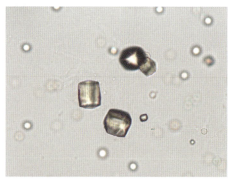
写真 2-Ⅶ-70　尿酸結晶（無染色）
黄色で非常に厚みがある構造（砥石状）である．

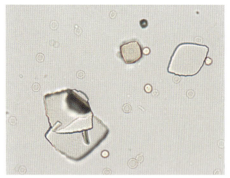
写真 2-Ⅶ-71　尿酸結晶（無染色）
無色または黄色で，四角形や菱形の構造である．

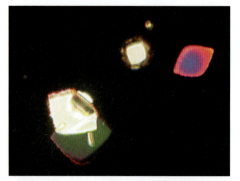
写真 2-Ⅶ-72　尿酸結晶（偏光顕微鏡像）
簡易偏光顕微鏡では多彩な色調が確認される．

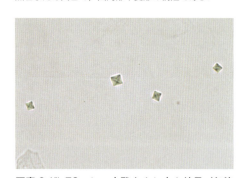
写真 2-Ⅶ-73　シュウ酸カルシウム結晶（無染色）
無色から淡黄色で正八面体の構造である．

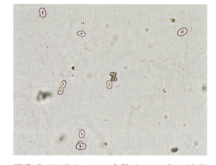
写真 2-Ⅶ-74　シュウ酸カルシウム結晶（無染色）
無色から淡黄色でビスケット状の構造である．

(2) 病的成分（写真 2-Ⅶ-75〜78）

- ロイシン結晶（淡黄色の同心状または放射状の球状．重症の肝障害でみられる．塩酸，水酸化カリウムに溶解する）
- チロシン結晶（針状，針状または管状の放射状に伸びた結晶．重症の肝障害でみられる．塩酸，水酸化カリウムに溶解する）
- シスチン結晶（六角板状．先天性シスチン尿症でみられる．塩酸，水酸化カリウム，アンモニア水に溶解する）

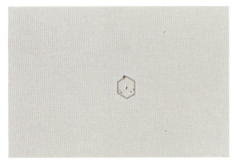
写真 2-VII-75 シスチン結晶（無染色）
無色で六角形の板状の構造で，重なり合って出現することもある．

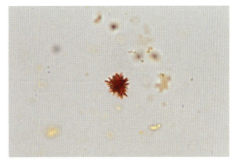
写真 2-VII-76 ビリルビン結晶（無染色）
黄色から褐色調の針状で，多数の結晶を束ねた構造である．

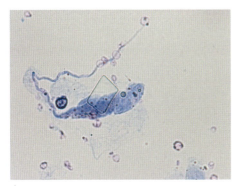
写真 2-VII-77 コレステロール結晶（Sternheimer 染色）
無色透明でガラス板状の構造で，一部重なり合って出現することもある．

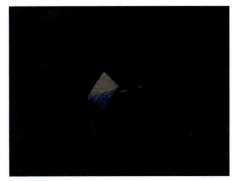
写真 2-VII-78 コレステロール結晶（偏光顕微鏡像）
簡易偏光顕微鏡では，ガラス板状の構造が白く光る（写真 2-VII-77 と同一像）．

・2,8-ジヒドロキシアデニン（DHA）結晶（菊花状またはバナナチップ状．先天性アデニンホスホリボシルトランスフェラーゼ欠損症でみられる）

・ビリルビン結晶（黄褐色の針状，顆粒状．水酸化カリウム，クロロホルム，アセトンに溶解する．黄疸尿中にみられる）

・コレステロール結晶（一角が欠けている方形板状．乳び尿中，ネフローゼ症候群でみられる．クロロホルム，エーテルに溶解する）

(3) 塩類・結晶類鏡検時の注意事項
　①尿の pH を測定し，鏡検時はこれを参考にする．
　②ほとんどの結晶は光沢があり，辺縁は鮮明である．
　③尿沈渣中にみられる淡黄色から黄褐色の塩類・結晶類は尿酸系の結晶と考えられるが，ビリルビン結晶の可能性もある．
　④日常検査でみられない結晶を認めた場合，薬物結晶の可能性もある．

(4) 塩類・結晶類の臨床的意義
　前述のように，塩類・結晶類の大部分は正常尿成分で診断的意義はない．また，その量も尿の条件によって変わるので，必ずしも塩類の濃度を示すものではない．ただし，塩類・結晶類が特に多量に認められるときは，一応，尿路結

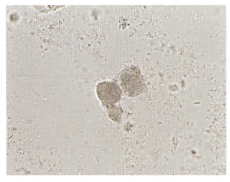

写真 2-Ⅶ-79　細菌（無染色）
細菌の集塊像である．鋸歯型の尿細管上皮細胞（写真2-Ⅶ-17）との区別が必要になるが，厚みがなく，核が確認できない点から鑑別可能である．

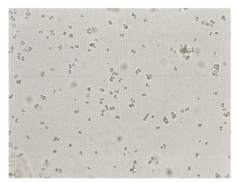

写真 2-Ⅶ-80　細菌（無染色）
四連球菌様の大型の細菌が多数認められる．

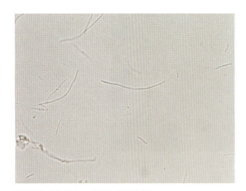

写真 2-Ⅶ-81　細菌（無染色）
抗生物質の投与により細長く伸びた変形細菌である．

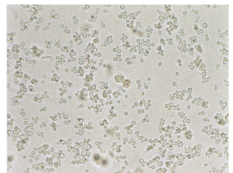

写真 2-Ⅶ-82　真菌（無染色）
大小不同の円形，楕円形で発芽状の形態を示す．

石症の存在を疑うべきである．

　また，ロイシン，チロシン，シスチン，2,8-DHAなどの病的結晶は，それぞれの疾患に特有なものであるから診断上重要である．

5）微生物類，寄生虫類，その他（写真 2-Ⅶ-79〜88）

　細菌，原虫，寄生虫，真菌，精子などがしばしば尿沈渣中に発見される．

　尿中に出現する細菌としては大腸菌が最も多いが，ブドウ球菌，連鎖球菌，結核菌，チフス菌，淋菌などもしばしば同定される．採尿時あるいは採尿後に細菌が混入繁殖しないよう十分注意する必要がある．

　原虫としては腟トリコモナスがみられることがある．白血球よりやや大きく，鞭毛を有するので新鮮尿では活発に運動している．

　真菌は赤血球くらいの大きさで，しばしば胞子がこぶ状に付着し群生している．赤血球との鑑別が困難なときは，10％酢酸を加え赤血球を溶血させることで鑑別しやすくなる．

　その他の成分として，ヘモジデリン顆粒，性腺分泌物，食物残渣などがある．

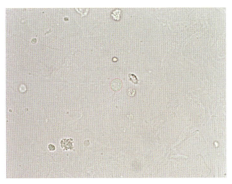

写真 2-Ⅶ-83　腟トリコモナス（無染色）
白血球より大きく，球状から楕円状の球形で，鞭毛を有する．

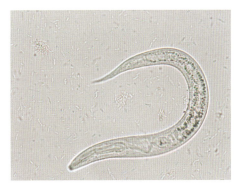

写真 2-Ⅶ-84　線虫類（無染色）
自動蓄尿装置から提出された検体にみられたもので，線虫類（桿線虫）が考えられる．

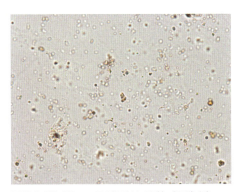

写真 2-Ⅶ-85　ヘモジデリン顆粒（無染色）
黄褐色から褐色調の光沢のある顆粒である．

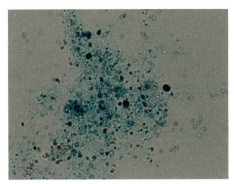

写真 2-Ⅶ-86　ヘモジデリン顆粒（Berlin blue 染色）
Berlin blue 染色で青から藍色に染まる（写真 2-Ⅶ-85 と同一検体）．

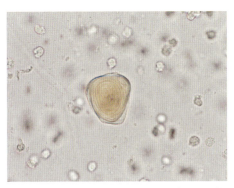

写真 2-Ⅶ-87　性腺分泌物：類デンプン小体（無染色）
円形，類円形で，内部は年輪状の構造である．前立腺に由来する成分である．

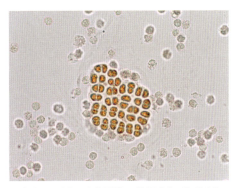

写真 2-Ⅶ-88　食物残渣：糞便成分（無染色）
尿中に認められた糞便成分である．女性の場合は採尿時の混入によることが多い．

Ⅶ　尿沈渣の形態学的検査法

6）自動分析装置による検査

尿沈渣（尿中有形成分）の自動分析法は，フローサイトメトリ法と画像処理方式に大別される．特に赤血球，白血球に関しては，正確度，精密度ともに良好な成績であり，スクリーニング検査としての日常検査での使用価値は高い．

6　尿沈渣検査の意義と評価

尿沈渣検査は初期診断のために行われる基本的な検査であり，腎・尿路系疾患の診断にきわめて有用である．各沈渣成分の疾患との関係はすでに述べたが，尿中赤血球形態の診断的価値は高い．

尿試験紙による定性検査で異常のあった場合にのみ沈渣の鏡検を行うことが多いが，定性検査が正常であっても沈渣異常の例があることに注意すべきである．また，形態検査であるため誤認や見落としを起こしやすい．沈渣所見と定性所見，臨床所見とが合わない場合にはその可能性が大きく，Sternheimer染色などにより鑑別を行う．正しく採尿され，誤認や見落としがなければ，尿沈渣の診断的価値は著しく高くなる．

7　尿沈渣成分アトラス

代表的な尿沈渣成分を**写真 2-Ⅶ-89～98** に示す．

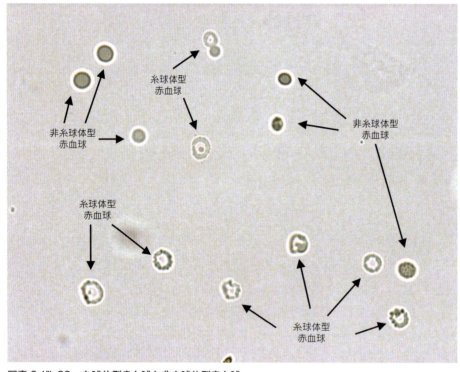

写真 2-Ⅶ-89　糸球体型赤血球と非糸球体型赤血球

> **糸球体型赤血球と非糸球体型赤血球**
> 尿中赤血球形態の鑑別は重要である．p.56～57 を参照すること．

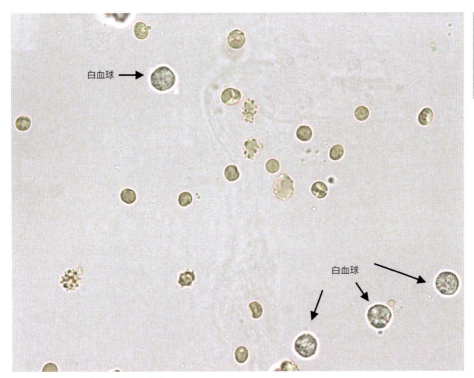

写真 2-Ⅶ-90　非糸球体型赤血球

> **非糸球体型赤血球**
> 矢印の白血球以外はすべて非糸球体型赤血球である．p.56〜57を参照すること．

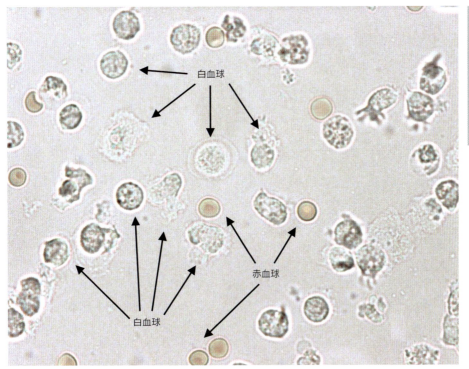

写真 2-Ⅶ-91　白血球

> **白血球**
> 白血球(好中球)は，球状のみではなく多彩な形態を呈する．オレンジ色を呈した赤血球以外の細胞は，すべて白血球である．p.56〜58を参照すること．

Ⅶ　尿沈渣の形態学的検査法

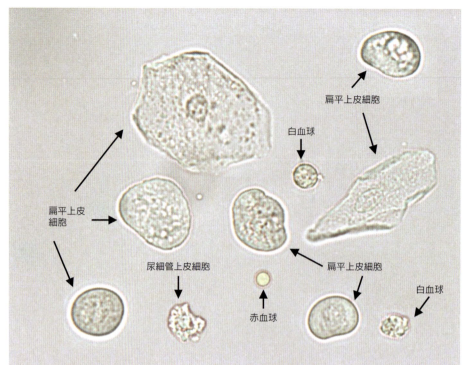

写真 2-VII-92　扁平上皮細胞

> **扁平上皮細胞**
> 扁平上皮細胞は，大きさ，形状ともに変化する．表層型は細胞質は非常に薄く，深層型は細胞質は厚く類円形状を呈する．p.60〜61を参照すること．

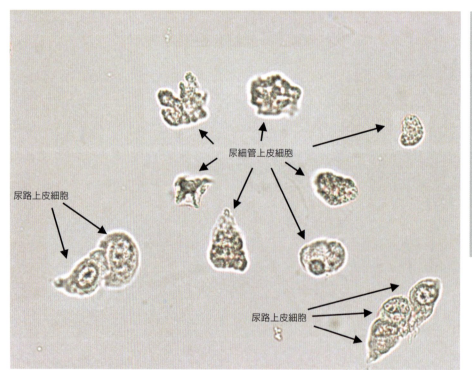

写真 2-VII-93　尿路上皮細胞と尿細管上皮細胞

> **尿路上皮細胞と尿細管上皮細胞**
> 尿路上皮細胞は，細胞質の構造は黄色調の顆粒状で，核は単核または多核で白血球大の大きな核を有する．大きさは大小不同であるが，細胞質の構造は似ている．一方，尿細管上皮細胞は大きさ，形状ともに多彩性があり，種々の尿細管上皮の特徴を把握する必要がある．p.60〜64を参照すること．

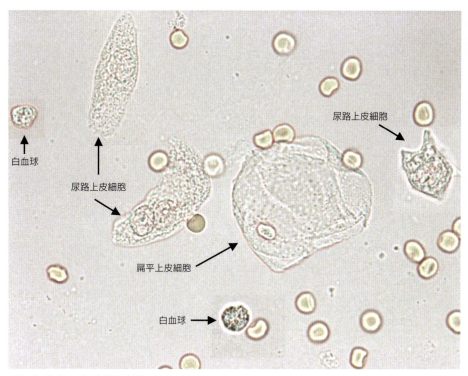

写真 2-Ⅶ-94　尿路結石症例

尿路結石症例
尿路結石症例では，非糸球体型赤血球，尿路上皮細胞，白血球，結晶を主に認める．白血球を詳細に観察すると好酸球が確認できる場合がある．結晶はシュウ酸カルシウム結晶を認める場合が多いが，結石症の原因により，尿酸結晶，リン酸カルシウム結晶，リン酸アンモニウム結晶，シスチン結晶なども認める．

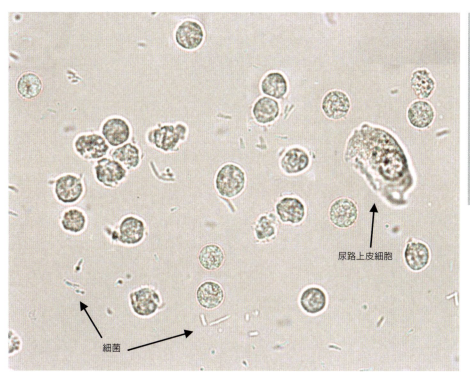

写真 2-Ⅶ-95　尿路感染症例

尿路感染症例
尿路感染症例では，白血球，細菌，真菌，非糸球体型赤血球，尿路上皮細胞，細胞質内封入体細胞を主に認める．鏡検視野の一面が白血球のこともあり，検体を少量にして標本を作製し，細菌の有無を確認することは重要である．

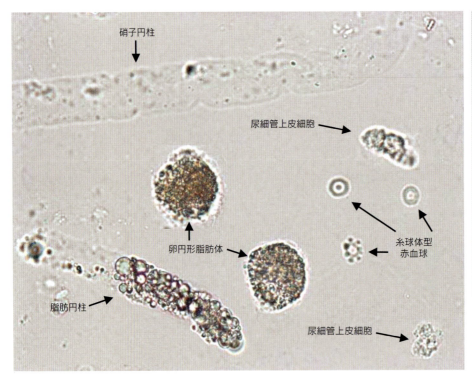

写真 2-Ⅶ-96　ネフローゼ症候群例

ネフローゼ症候群例
ネフローゼ症候群例では，硝子円柱，脂肪円柱，上皮円柱，卵円形脂肪体，糸球体型赤血球を主に認める．脂肪円柱，卵円形脂肪体が多く認められる場合は，詳細に観察するとコレステロール結晶が確認できる．病態により糸球体型赤血球が多く認められる場合があり，赤血球円柱も認めることがある．腎不全を併発している場合は，顆粒円柱，ろう様円柱も認める．

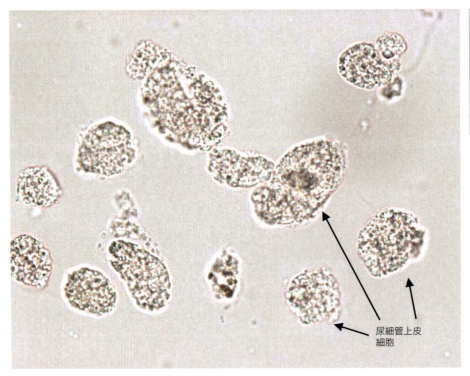

写真 2-Ⅶ-97　尿細管障害例

尿細管障害例
尿細管障害例では，特に鋸歯型の尿細管上皮細胞を多数認めることがある．円柱類は，硝子円柱，上皮円柱，顆粒円柱を認める．

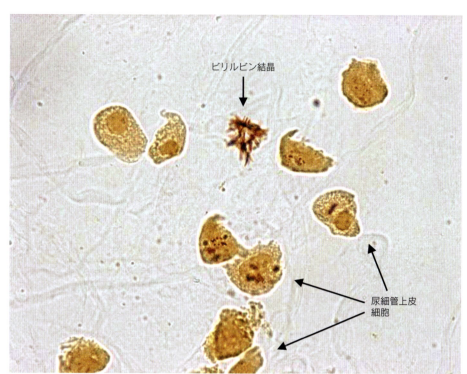

写真 2-Ⅶ-98　閉塞性黄疸例

> **閉塞性黄疸例**
> 閉塞性黄疸例では，黄褐色調を呈した尿細管上皮細胞，ビリルビン結晶を認める．円柱類は，硝子円柱，上皮円柱，顆粒円柱を認める．

Ⅷ 自動分析装置

　尿定性検査，尿沈渣検査，便潜血検査，髄液細胞数検査については，大学病院，総合病院，検査センターなどの検体数が多い施設では自動分析装置が導入されるようになってきた．しかしながら，便潜血検査以外は再検査が必要な場合は従来の用手法で検査されており，完全自動化には至っていない．

　本項では，尿定性検査，尿沈渣検査の自動化について述べる．

1　尿自動分析装置（尿定性検査）（写真 2-Ⅷ-1～3）

　尿自動分析装置は半自動型と全自動型に大別される．半自動型は，尿試験紙に尿検体を反応させる工程は従来の用手法で行い，尿試験紙の呈色変化を機器で判定する方式である．全自動型は，検体のサンプリングから分析まですべて機器が行う方式である．

　測定原理は，反射光測定法を用いて，各項目の成分濃度に応じた試験紙の呈色変化を単波長や複波長で測定する機種と，カラー CCD センサによる画像処理システムを原理とする機種がある．

　反射光測定法による濃度と反射率の関係は，高濃度になるにしたがい反射率は減少し，低濃度になるにしたがい反射率は増加する．この関係を利用して，尿試験紙から蛋白とブドウ糖を定量する試みや精度管理，機器の評価がなされ

> **反射光測定法**
> 原理は，光源からの一定量の光（入射光）が試験紙に照射され，試験紙の呈色に応じた光量が吸収され，残りが反射される．この反射された光（反射光）は干渉フィルタを通じて検出器で受光され，電気信号に変換されたあとに演算表示される．

> **カラー CCD センサの原理**
> 試験紙の呈色変化をキセノンフラッシュランプで照射し，カラー CCD（charge coupled device）センサで画像入力し，呈色の赤，緑，青の3色の色調データを演算方式により解析表示する形式である．

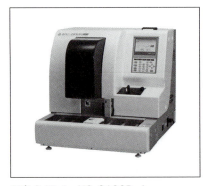

写真 2-Ⅷ-1　US-3100R plus
(写真提供：栄研化学社)

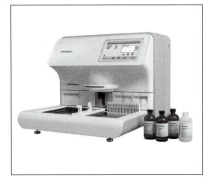

写真 2-Ⅷ-2　クリニテックノーバス
(写真提供：シーメンスヘルスケア・ダイアグノスティクス社)

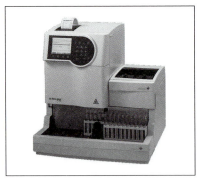

写真 2-Ⅷ-3　オーションマックス AX-4030
(写真提供：アークレイマーケティング社)

るようになった．しかし，尿試験紙は定性検査用として製造されており，定量検査を目的にしたものではないことを十分に理解することが必要である．

2　尿中有形成分分析装置（写真 2-Ⅷ-4〜6）

　自動分析装置による尿沈渣検査は，沈渣作製を行わず直接尿中の有形成分を分析する方式であるため，尿中有形成分分析といわれる．尿中有形成分分析装置による測定は，省力化，迅速化，精度管理の面では優れているが，尿沈渣鏡検に比べると成分判定能力および検出能力の点で十分ではない．

　測定原理には，フロー方式とスライド方式がある．フロー方式は，シースフロー中の有形成分が一定方向に流れる原理を利用している．また，フロー方式には2種類のタイプがある．

　フロー方式①は，フローサイトメトリ技術による前方散乱光，側方蛍光，側方散乱光などの情報から，各成分の大きさ，染色性，表面や内部の状態などを読み取る．フロー方式②は，顕微鏡CCDカメラによりシースフロー中の有形成分を撮影し，粒子認識ソフトで成分判定を行う．

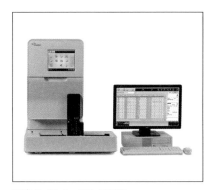

写真 2-Ⅷ-4　UF-5000
（写真提供：シスメックス社）

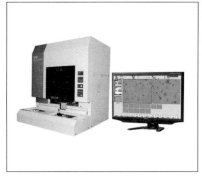

写真 2-Ⅷ-5　USCANNER(E)
（写真提供：東洋紡社）

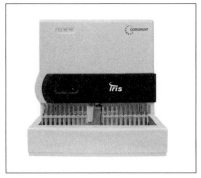

写真 2-Ⅷ-6　アイキュー 200 スプリント
（写真提供：富士レビオ社）

　スライド方式は，専用のカバーガラス一体型スライドと高速オートフォーカス機能つき顕微鏡を組み合わせることにより，撮像部で画像収集し，これを画像解析プログラムにより自動判定する．

第3章 糞便（feces）

I 基礎知識

　糞便の検査は，尿検査と同様，患者になんらの苦痛を与えることなく容易に施行できるので，消化器疾患の診断上きわめて重要な基礎的検査である．近年は消化管出血の検査（特に大腸がんのスクリーニング検査），腸管感染症の検査（寄生虫検査）が主に行われている．

1　成分

　健常者の糞便はその大部分が食物残渣で，これに水分，胆汁，膵液，腸液などの消化液，乳酸，二酸化炭素，**インドール**，**スカトール**，アンモニアなどの食物分解産物，および腸内細菌，脱落した腸粘膜上皮などが加わって排泄される．

　病的な場合には，これらのほかに，粘液，血液，膿，寄生虫卵，病原菌などが加わることがある．

II 検体採取法・取り扱い法

1　採取

　清潔な便器内に水洗水に触れないよう排便させ，検査項目別に専用容器に採取する．糞便検査は，便潜血反応や顕微鏡的検査のためのいわゆる糞便検査，微生物検査，そして寄生虫検査の3つに分類される．

（1）便潜血反応

　免疫学的検査法は食事の制限は不要である．検査キットの種類により異なるが，患者自身がまんべんなく便を採取し，容器内の緩衝液中に懸濁させる．この採便法は潜血反応検出率に大きく影響する．血液が付着していない部分を採取すれば，たとえ出血が認められていたとしても潜血反応は陰性となる．採便は図3-II-1のように，便の表面から均等に採取することが望ましい．大腸がんは直腸やS状結腸に多く発生するため，便の表面に血液が付着することが多い．患者に対し，糞便採取の方法は臨床検査技師が指導することが望ましい．

（2）微生物検査

　自然排便を滅菌シャーレまたは滅菌試験管に採取する．採取時に便表面の粘液性，膿性などが確認できた場合には，その部分を採取する．

インドール
トリプトファンが腸内細菌により分解されてインドールを生じる．大便臭のもとである．

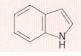

スカトール
インドールの誘導体で，同様に大便臭のもととなる．

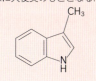

臨床検査技師の業務拡大
2015（平成27）年4月から，糞便が採取できない場合に，**直腸スワブ**を用い肛門部からの便の直接採取を臨床検査技師が行うことが可能となった．疾患の特性に応じて，肛門部から安全に便検体を採取できる技術を身につける必要がある（本講座『医療安全管理学』参照）．

直腸スワブ
直腸便用滅菌綿棒で，外来患者などですぐに排便できない場合や，高齢者で便が採取できない場合に用いる．

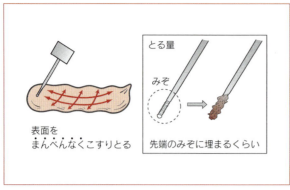

図 3-Ⅱ-1　便の採取法

(3) 寄生虫検査

容器は滅菌したものでなくてもよい．原虫検査では，採便後，温かいうちに検査することで**赤痢アメーバ**の栄養型の運動性を確認することができる．

2　取り扱い

赤痢アメーバの栄養型の検出が目的の場合は，粘血部分を採取し 36～37℃に保温し，すみやかに検査する．大腸がんスクリーニング検査を目的に自宅で採便した場合には，冷暗所で保管し，すみやかに提出させる．

Ⅲ 一般的性状

1　形状

糞便の形状を観察することで，食物の消化・吸収，腸の運動や狭窄などの有無が判断できる．

一般的に，**固形便**，**有形軟便**，**泥状便**，**水様便**のように区別して表現する．

乾燥して小さな塊として排出されたものを特に**兎糞状便**という．直腸にがんや潰瘍のある場合，**鉛筆状便**となる．コレラでは**米のとぎ汁様便**，赤痢では**膿粘血便**，カンピロバクター腸炎では**粘血便**，特に赤痢アメーバの場合，**イチゴゼリー状の粘血便**が認められる．また，**白色下痢便**の場合，ロタウイルスの感染が考えられる．

健常者では，有形軟便から軽度固形便である．

2　色調

健常者の糞便は淡褐色から黄褐色を呈するが，これは便中に排泄された**ウロビリン**，**ステルコビリン**のためである．時間を経ると暗褐色になる．健常者でも，肉食者はヘマチンなどのためやや黒褐色を呈し，菜食者は葉緑素のため緑褐色を呈する．母乳栄養児では黄色，人工栄養児では乳黄色となる．

(1) 疾病による色の変化
　①黄～黄緑色：激しい下痢の場合は，ビリルビンが十分還元されず，ウロビリンにならずに排泄されるために認められる．また，生後数カ月の乳児の場合は腸内細菌叢が未発達のためにみられる．
　②黒色：上部消化管出血や鉄剤投与時にみられる．
　③鮮紅色：下部消化管出血，肛門部出血（痔疾を含む）の場合には，便の外表に鮮血が付着している．
　④緑色：便が強く酸性に傾くと，ビリルビンがビリベルジンになり緑色を呈する．小児や，緑黄色野菜を多量に摂取したときにみられる．
　⑤灰白色：閉塞性黄疸では胆汁色素が出ないためにみられる．また，バリウム投与時にみられる．
(2) 薬剤内服による色の変化
　①黒色：鉄剤，蒼鉛，炭末
　②黄色：大黄，センナ，サントニン
　③白色：ケイ酸アルミニウム，硫酸バリウム
　④緑色：葉緑素製剤

3　排便数と量

　日本人の健常者では通常，排便数は1日1～2回，排便量は100～250 g（乾燥量25～45 g）である．しかし，これは食物の種類，量，消化・吸収状態などによって差異がある．植物性食品を摂取するとセルロースを分解できないため，不消化，非吸収性のものが多くなり，肉食よりも便の量が多くなる．食物繊維の摂取が少ないと便秘となり，回数や量が少なくなる．

4　臭気

　腸内で蛋白質が異常に分解され，トリプトファンから**インドール**や**スカトール**が産生されると強い腐敗臭を放つ．膵疾患，慢性腸炎，直腸の悪性腫瘍などの患者の便は，特に腐敗臭が強い．また，糖質が異常発酵すると酢酸，酪酸などを生じ，酸臭を放つ．

5　病的付着物

(1) **血液**
　消化管出血の場合に血液が混じたり，表面に付着する．
(2) **粘液**
　透明粘稠な液体で，明るい光線でみると光ってみえる．一般に小腸からのものは便に均等に混在し，大腸，直腸からのものは便の表面に付着していることが多い．赤痢，過敏性大腸炎，回腸・結腸炎など腸の炎症に際して増加する．
(3) **粘血便**
　粘液と血液が混ざった便で，赤痢，潰瘍性大腸炎，カンピロバクター腸炎，

腸結核，結腸がんなどでみられる．
(4) 膿
下部腸管の化膿性炎症，特に赤痢，潰瘍性大腸炎，直腸がんなどでみられる．
(5) その他
消化不良の際には食物がそのまま排泄される．また，寄生虫に感染している場合には虫体が認められることがある．

Ⅳ 化学的検査

1 反応（pH）

(1) 検査法
なるべく新鮮な糞便の一塊を割りばしの先で突きくずし，内部の湿っている部分の少量をスライドガラス上にとり，乾燥しているときには少量の水を加えてよく混和する．pH試験紙の先端を水でぬらし，これを糞便の表面に当てて変色を調べる．

(2) 意義
健常者の糞便は中性に近い弱酸性または弱アルカリ性である．食物により多少差異があり，肉食後ではアルカリ性に，糖質，脂肪を多く摂った場合には酸性に傾く．また，糖質の異常発酵がある場合は強酸性となり，腐敗現象が高度な場合には強アルカリ性となる．

2 便潜血反応（occult blood reaction）

糞便中に含まれる血液がごく微量の場合は肉眼的に認められず，化学的手法を用いることによってはじめて証明される．この程度の出血を潜血という．便潜血反応は消化管の潰瘍，腫瘍，炎症，感染症などによる出血の有無を知るためのスクリーニング検査である．

従来，便中のヘモグロビンやヘムのペルオキシダーゼ様反応を利用した**化学的検査法**が行われていたが，これらは食事や薬剤により偽陽性反応を呈することから，近年，ヒトヘモグロビンに対して特異性の高い**免疫学的検査法**が普及し，化学的検査法はほとんど行われなくなった．食生活の欧米化のため，高脂肪，低繊維食による大腸がんの増加から，下部消化管出血の検出率が高い免疫学的検査法がスクリーニング検査として広く用いられている．

1）免疫学的検査法
ヒトヘモグロビンに対する抗体を用いて糞便中のヘモグロビンを特異的に検出する方法である．特異性が高いため，食物や薬剤による偽陽性・偽陰性反応が少ないので，面倒な食事制限の必要がない．また，従来の化学的便潜血検査による潜血反応に比して検出感度がより高いため，スクリーニング検査に適している．

検査法には，**凝集法**（ラテックス凝集法，金コロイド凝集法など），**酵素免疫測定法（EIA）**，**イムノクロマト法**などがある．イムノクロマト法は定性法として普及しており，短時間（5分程度）で測定できることと感度が50 ng/mL（10〜25 μg/g便）とよいという利点がある．また，多くのメーカーから便潜血用全自動分析装置が市販されており，1時間で200〜300検体を処理できるため集団検診などに利用されている．

EIA：enzyme immunoassay

(1) 凝集法

凝集法には，ニワトリ赤血球，ラテックス粒子あるいは金コロイド粒子に抗ヒトヘモグロビン抗体を感作または結合させたものがあり，それらと糞便中のヒトヘモグロビンとの凝集反応により判定する．

抗体感作赤血球を用いたものは逆受身赤血球凝集法（RPHA法），抗体感作ラテックスを用いたものはラテックス凝集法，抗体結合金コロイドを用いたものは金コロイド凝集法を原理としている．

RPHA：reversed passive hemagglutination

<ラテックス凝集法>

①付属の採便棒で糞便の表面数カ所を擦過し，容器に戻して内容液とよく混和する．
②穿刺針で容器の先端に穴を開け，はじめの糞便懸濁液3滴を捨て，判定用平板に2滴滴下する．
③感作ラテックス乳液（1%抗ヒトヘモグロビンIgG感作ラテックス液）1滴を滴下し，攪拌棒で枠内に広げる．
④スライドロータにて3分間攪拌する．
⑤肉眼で凝集を認めた場合を陽性とする．感度は40 μgHb/g便である．

<金コロイド凝集法>

金コロイド粒子に結合させた抗ヒトヘモグロビンマウスモノクローナル抗体が糞便中に存在するヒトヘモグロビンと反応して凝集する．凝集することにより，金コロイドの濃赤紫色が薄い赤紫または灰色に変化する．感度は25 μgHb/g便である．

(2) 酵素免疫測定法（EIA）（図3-IV-1）

固相に抗ヒトヘモグロビン抗体がコーティングしてある．これに糞便中のヒトヘモグロビンを結合させ，さらに酵素標識抗体と反応させる．いわゆるサンドイッチ法である．次に，標識酵素に応じた基質を用いて酵素活性を測定する．標識酵素にはペルオキシダーゼ，アルカリホスファターゼなどが用いられている．

(3) イムノクロマト法

糞便中のヒトヘモグロビンは，赤色金コロイドに吸着された抗ヒトヘモグロビンマウスモノクローナル抗体と抗原抗体反応により結合する．これがメンブラン上を移動し，メンブランに固相化された抗ヒトヘモグロビンマウスモノクローナル抗体に捕捉され，赤いラインを形成する．感度は50 ng/mLである．

図3-IV-2の採便棒で便を採取し，緩衝液に懸濁させる．室温で輸送する場

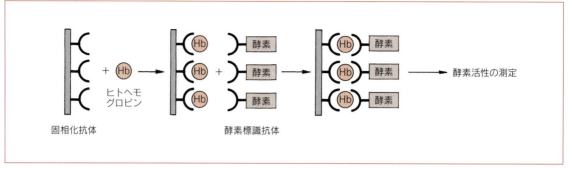

図 3-Ⅳ-1　酵素免疫測定法（EIA）

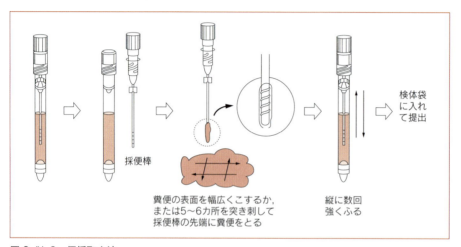

図 3-Ⅳ-2　便採取方法
（便潜血キット OC-ヘモキャッチ S'栄研' 製品添付文書（栄研化学社）より）

合には3日以内に行う．また，検査まで数日を要する場合には低温（2〜10℃）に保存する．図 3-Ⅳ-3 の検体滴下部に懸濁液を1滴（約 50 μL）滴下し，約5分間静置させ反応させる．コントロールライン，テストライン両方に赤いラインが認められれば陽性となる．

2）特徴と注意点

①症状により必ずしも連続的に出血しているとはかぎらないので，連続的に2日間あるいは3日間検査すると検出率が高くなる．

②免疫学的検査法はヒトヘモグロビンに特異性が高いため，食事制限が不要である．

③上部消化管の出血に対しては，ヘモグロビンが胃液，膵液，腸液などにより消化，分解されヘモグロビンの抗原性を失うため，検出率は低い．したがって，免疫学的検査法は下部消化管出血の検査に適している．

④採便方法が製品により異なり，ペーパーに塗布するもの，しみ込ませるもの，スティックに付着させるものなどがあるが，どの部位からサンプリングす

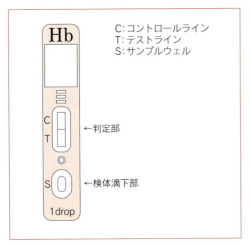

図 3-Ⅳ-3　イムノクロマト法反応容器
(便潜血キット OC-ヘモキャッチ S '栄研'　製品添付文書
(栄研化学社) より)

> **イムノクロマト法測定結果の判定法**
> ①テストライン(＋),コントロールライン(＋):糞便中のヘモグロビン陽性
> ②テストライン(－),コントロールライン(＋):糞便中のヘモグロビン陰性
> ③テストライン(－),コントロールライン(－):測定操作が不適当か試薬の劣化(再検)
> ④テストライン(＋),コントロールライン(－):測定操作が不適当か試薬の劣化(再検)

るかで検出感度が異なる．数カ所から便表面をこすりとるようにサンプリングするとよい．

⑤古くなった便や，サンプリング後測定までに長時間放置したものでは検出感度が低下することがある．

⑥イムノクロマト法では，糞便中のヒトヘモグロビン濃度が測定範囲を超える場合，プロゾーン現象のため陰性と判定されてしまうことがある．このような検体は希釈をしてから検査する．

3) 便潜血反応検査の意義と評価

便潜血反応は消化管出血の有無を知るための検査法で，特に消化・管悪性腫瘍，胃・十二指腸潰瘍，鉤虫症などの早期診断に役立つ．そのほか，出血性素因のある場合に，腸管出血の有無を知るためにも重要な検査である．

3　胆汁成分

糞便中胆汁成分の検出は，黄疸の種類，貧血の鑑別，消化・吸収障害の程度を知るために行われる．健常者では，十二指腸に排泄されたビリルビンは腸内細菌によって還元され，ウロビリノゲン，ステルコビリノゲンになり，大部分は酸化されてウロビリン，ステルコビリンとなって糞便中に排泄される．時にはビリルビンそのものが排泄されることもある．糞便中ウロビリン体の増減は，黄疸の種類やその経過観察に重要である．閉塞性黄疸では，糞便中にウロビリン体がほとんど認められなくなる．また，溶血性黄疸，発作性夜間ヘモグロビン尿症などでビリルビン過剰生成の場合には，糞便中のウロビリン体が増加する．検査としては現在実施されていないが，**ビリルビン定性試験**〔グメリン法 (Gmelin's method)〕，**ウロビリン体定性試験**〔シュレジンガー法

> **グメリン法**
> 濾紙に糞便を薄く塗抹して，グメリン試薬(硝酸2～3mLに亜硝酸塩を2～3滴加える)を1滴滴下する．ビリベルジンの緑色が認められれば陽性である．

> **シュレジンガー法**
> 拇指頭大の糞便を試験管に入れ，その後10％酢酸亜鉛アルコール液を8mL分注する．約1時間静置し，上清に紫外線や日光を当てて緑色蛍光を発すれば陽性となる．

〔Schlesinger's method〕〕がある．

V 顕微鏡的検査

　食物の消化・吸収状態を知るため，特に膵臓機能障害が考えられる際に，糞便の一部を顕微鏡標本にして鏡検する．健常者の糞便中には消化・吸収できない食物残渣（食物繊維，角質，弾力線維，骨，軟骨など）や消化液（胆汁，消化酵素など），食物分解産物，上皮細胞，細菌などが含まれている．病的な場合には，粘液，膿汁，血液，結石，寄生虫，虫卵などを含有する．特に吸収不良症候群や慢性膵炎，慢性下痢症などで筋線維，脂肪，デンプンなどが増加する．

1　塗抹標本の作製法

　スライドガラスの中央に生理食塩水を1滴たらしておき，糞便のなるべく内部の数カ所から約50 mg（米粒大）とり，生理食塩水とよくかきまぜ均等な粥状にする．下に本や新聞紙を敷いて活字がやっと透けてみえる程度がよい．この上にカバーガラスをのせて指先で軽く圧迫して鏡検する．硬い便の場合は生理食塩水でよく混和してからその一部をとる．軟便，水様便ではそのままでよい．

2　鏡検所見

1）食物残渣

(1) 筋線維

　健常者では肉類はよく消化され，残渣として両端が丸くなり横紋が不明瞭になった線維が少量認められるにすぎない．トリプシンが欠乏して蛋白質の消化が悪くなると，両端が角張って横紋が明瞭な筋線維が多量に認められるようになる（塗抹標本に30％酢酸を1滴落とすと横紋が明瞭となる）．筋線維のなかに核がみえる場合には膵臓機能障害が考えられる．

(2) 脂肪

　健常者の糞便中には，中性脂肪，脂肪酸，脂肪鹸化物として脂肪がごくわずか排泄されているが，生標本では中性脂肪が脂肪球として認められるだけで，ほかは染色しなければわからない．

　閉塞性黄疸や膵疾患などで胆汁，膵液などの分泌が不足して脂肪の消化が障害されたときや，スプルーなどで吸収が障害されたときには，多量の中性脂肪，脂肪酸が排泄される．

　多量の脂肪が便に含まれている場合には，外観は灰白色で光沢を有し，酸臭がある．

＜脂肪染色法（SudanⅢ染色）＞

　スライドガラス上に少量の糞便をとり，これにSudanⅢ溶液（70％アルコールとアセトンの等量混合液にSudanⅢを1〜2％の割合に混合する）2〜3滴を

スプルー

本態性吸収不良症候群である．小腸の粘膜細胞の異常によって栄養素の吸収障害が起こり，下痢と全身の栄養低下が引き起こされる．

加えて火炎で軽く加温したのち，カバーガラスをかけて鏡検する．中性脂肪は赤色球状の滴として認められ，脂肪酸は酢酸を加えて加熱するとはじめて鮮紅色に染まる．

ほかに Nile blue 染色法もあるが，これは脂肪酸と鹸化物を青紫色に染める．

(3) 結合組織，弾力線維

結合組織は通常，縮れた糸状の束になって少量認められるが，胃疾患などで胃液中のペプシンが欠乏すると多量に出現する．弾力線維は結合組織中に含まれるもので，二重の輪郭を有し，やや曲がりくねっている．30％酢酸を加えると結合組織は膨化して溶解するが，弾力線維は酢酸やアルカリで溶解せず明瞭になる．

(4) 植物性残渣

植物性繊維，木質，皮質はほとんど消化されずに排泄される．その形状は食品により特徴的な形や色を有している．植物性食品を多食する日本人の糞便は，その有形成分の大部分が植物性残渣である．

(5) デンプン

植物性残渣中のデンプンは健常者でも少量は認められるが，炭水化物の消化が悪いと多量に現れるとともに，発酵して糞便中に小気泡が含まれ，また酵母菌が認められることが多い．

＜デンプン染色法＞

塗抹標本にルゴール液（ヨウ素 1 ＋ヨウ化カリウム 2 ＋水 27 の割合）1 滴を加えて鏡検すると，消化されていないデンプン粒は大小さまざまなほぼ円形の青色滴として認められ，一部消化されエリスロデキストリンに変化したデンプン粒は赤紫色を呈する．

2）細胞成分

正常糞便中にも少量の細胞成分が認められることがあるが，腸の各種疾患に際してはこれが多量に出現する．

上皮細胞：主として腸炎の場合に多数認められる．

白血球：主として腸の潰瘍性疾患，化膿性疾患の場合に多数認められる．

赤血球：腸管に出血のある場合，特に赤痢，潰瘍性大腸炎，がんなど多くの疾患に際して認められる．

3）寄生虫卵

近年，わが国では生活水準の向上や環境の改善などにより寄生虫感染者は少なくなった．しかし，海外で感染する場合や食文化の多様化でさまざまなものを生で食する人もおり，糞便中の寄生虫卵検査は重要である．

寄生虫卵の検出には塗抹法，集卵法，培養法がある．各種寄生虫卵のほかに，原虫の栄養型，囊子などがみられることがある（詳細は本講座『医動物学』を参照）．

第4章 脳脊髄液 (cerebrospinal fluid)

I 基礎知識

1 生成，成分

脳脊髄液（cerebrospinal fluid；CSF）は，一般的にリコールまたは髄液とよばれ，脳室および脊髄腔に存在する，無色，透明，無臭の「水」のような外観を呈する液体である．髄液は，中枢神経系の保護を行うとともにその代謝に重要な役割がある．髄液とは，血液の一部が脳室の脈絡叢の分泌機能によって変化したものである．成人の髄液は120～150 mLくらいで，1分間に0.3～0.4 mL生成され，1日3～4回入れ替わる．

髄液は，側脳室脈絡叢で産生され，脳室間孔（モンロー孔），第3脳室，中脳水道の順で通過し，第4脳室を経て，マジャンディー孔，ルシュカ孔を出て，頭蓋内および脊椎管内のくも膜下腔を満たしながら流れている．循環している髄液は，最終的に脳の頂上部に位置するくも膜顆粒（くも膜絨毛）より吸収され，上矢状静脈洞に流れ込み，再び血液循環に組み込まれる（図4-I-1）．血液と髄液の間には血液─髄液関門があり，髄液から血液への物質移行は容易に行われるが，血液から髄液への移行は制限されている．

> **髄液の機能**
> ①脳脊髄をさまざまな外圧から保護する．
> ②脳脊髄の化学的環境を維持する．
> ③脳脊髄への病原微生物や異物の侵入を排除し，老廃物を除去する．

II 検体採取法・取り扱い法

1 採取

髄液採取はすべて医師が行い，3つの方法がある．
- ①腰椎穿刺　：腰椎部脊髄のくも膜下腔髄液を採取する方法
- ②後頭下穿刺：大槽内の髄液を採取する方法
- ③脳室穿刺　：脳室内の髄液を採取する方法

通常は，安全性の高い腰椎穿刺により採取される．腰椎穿刺は，患者を側臥位として首を折り曲げ，膝を抱えて背中を丸める体位にしたのち，第4～5腰椎間または第3～4腰椎間を専用の穿刺針で穿刺する．また，脳外科手術後の患者から，脳室内などに留置されたドレーン（チューブ）を介して採取した検体が提出されることもある．採取の試験管には抗凝固剤は使用してはならない．

2 取り扱い

腰椎穿刺で最初に得られる髄液中に細胞成分が多く含まれるので，これを細

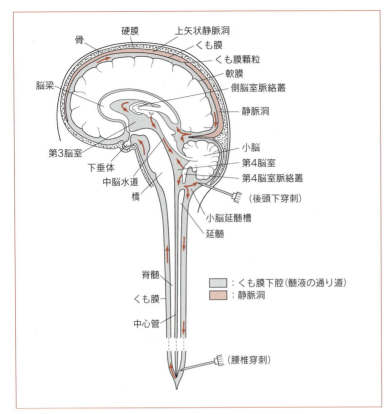

図 4-Ⅰ-1　髄液の生成と循環路

胞学的検査に用いる検体とする．髄液中の細胞成分は採取後急速に変性するので，すみやかに検査を実施する．やむをえず保存する場合は，微生物学的検査では37℃で保存し，生化学検査，ウイルス検査では遠心上清を凍結保存する．

Ⅲ 一般的性状

各種検査を実施する前に，髄液検体の外観（色調，混濁，凝固物，沈殿物など）を確認することは重要である．正常髄液の外観は無色透明である．外観（色調，混濁）の異常は病的な可能性を意味し，肉眼的観察により出血の有無や細胞の増加の程度を推定することができる．

肉眼的観察
色調，混濁の有無を明るい照明下で横からみたり，軽く振盪したりして観察する．必要に応じて，背景に白紙または黒紙を置くとよい．対照として，同等大のスピッツに入れた水を用いて判定する．

1 色調

(1) 赤色髄液（血性髄液）

赤色髄液は，頭蓋および脊髄での出血を示唆する．脳出血，くも膜下出血などの病的出血のほかに，人為的出血（穿刺時の静脈血管損傷による末梢血流入）があるので区別する必要がある．人為的出血では，採取液が始めより終わりになるほど清澄，透明になっていく．また，遠心上清は無色透明である．一方，

病的出血では，採取の始めから終わりまで同等の血性である．遠心上清はわずかに黄染していることもある．

(2) 黄色髄液

黄色髄液は，出血後の時間経過により赤血球が崩壊して生じたヘモグロビン誘導体（間接ビリルビン）のため黄色調を呈する．この黄染した性状を**キサントクロミー**（xanthochromia）という．脳実質，髄膜の古い出血，脳脊髄腫瘍，髄膜炎，くも膜下腔閉塞による髄液のうっ滞がある場合や，強い黄疸が続く場合にもみられる．

(3) 黒色髄液

悪性黒色腫（melanoma）の脳脊髄転移でみられることがある．

2 混濁

髄液中に血球，細胞，細菌などが増加すると混濁してみえる．これは，有形成分の軽度〜中等度増加を意味し，**日光微塵**という．細胞がさらに増加すると明らかな混濁になる．対照として，水の入った試験管を用いて判定するとよい．

> **日光微塵**
> 髄液の入った試験管を軽く振りながら日光光線を斜めに当てると，空中微塵のような浮遊物を認めることがある．

3 圧測定

髄液採取時に液圧測定を実施する．腰椎穿刺の正常液圧は 70〜180mm H_2O である．液圧の上昇の原因には，脳脊髄での炎症，腫瘍，出血などがある．

Ⅳ 細胞学的検査

1 細胞数算定

髄液の細胞数算定は一般的に白血球数の算定を意味する．髄液中の細胞は採取後に崩壊，変性しやすいので，1時間以内に検査を実施し，Fuchs-Rosenthal 計算板を用いて算定する．髄液の希釈には，マイクロピペットと小試験管を用いる．

> **細胞数算定の原法**
> 原法は白血球用メランジュールを用いるが，メランジュールの吸い口を介して起こる感染の危険性が大きいことから，現在は実施されていない．

(1) 準備するもの

①サムソン液：10％フクシンアルコール 2 mL，酢酸 30 mL，飽和フェノール 2 mL を加え，蒸留水で 100 mL にする．

②Fuchs-Rosenthal 計算板

(2) 方法

①サムソン液 20 μL，髄液 180 μL（1：9）をプラスチック（ポリプロピレン）製の小試験管にとり，軽く混和する．

②Fuchs-Rosenthal 計算板の計算室の両側にニュートンリングがみられるようにカバーガラスをかけ，サムソン液で希釈した髄液を注入後，細胞が計算室の底に沈降するまで湿潤箱に入れて 3〜5 分静置する．

③光学顕微鏡 200 倍（対物レンズ×接眼レンズ＝20×10，1 視野に小区画が 4 マス入る）で鏡検し，全区画を算定する．細胞は白血球のみを算定する．核

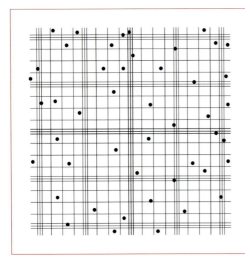

図 4-IV-1　細胞数算定の例

は赤色に染まり，赤血球は染まらず溶血して消失，または脱ヘモグロビン状になる．

④次の式により，細胞数を求める．

$$細胞数 (/\mu L) = \frac{a}{3.2} \times \frac{10}{9} \fallingdotseq \frac{a}{3}$$

a：計算板内（全区画）の細胞数，3.2：計算板内の容積（縦 4 mm×横 4 mm×深さ 0.2 mm＝3.2 μL（mm^3）），10/9：髄液希釈倍率

図 4-IV-1 に細胞数算定の例を示す．

(3) 細胞数の報告

細胞数の報告値は整数とし，単位は細胞数表示の標準単位である/μL を用いる．最小値は 1 とし，算定した数値が 1 に満たない場合は 1/μL 以下と表示する．

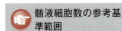

髄液細胞数の参考基準範囲
新生児　：20/μL 以下
乳児　　：10/μL 以下
乳児以降：5/μL 以下

2　細胞分類

細胞分類は，白血球を単核球と多形核球に分ける．単核球にはリンパ球，単球，組織球が含まれ，多形核球には好中球，好酸球，好塩基球が含まれる．結果値は，細胞数が多い場合は各々の百分率（％），少ない場合は実数で示す．また，赤血球，赤芽球，異型細胞（上皮細胞由来），微生物，そのほかの病的細胞，医原性細胞（扁平上皮細胞）などは，臨床的意義があると判断されるものについては別途報告する．

細胞分類を詳細に実施する場合は，細胞塗抹標本を作製し，May-Grünwald Giemsa 染色を実施する．

細胞分類の例を写真 4-IV-1，2 に示す．

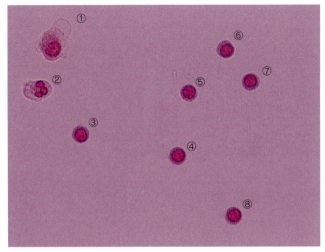

写真 4-Ⅳ-1　髄液細胞分類（1）
単核球：多形核球＝7：1（単核球：①，③〜⑧，多形核球：②）

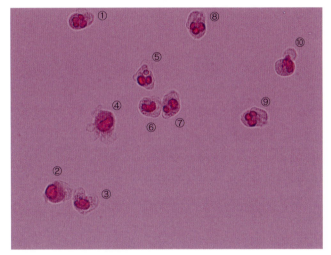

写真 4-Ⅳ-2　髄液細胞分類（2）
単核球：多形核球＝2：8（単核球：②，④，多形核球：①，③，⑤〜⑩）

3　塗抹標本の作製法

　Samson 染色による計算板での詳細な白血球分類では，リンパ球，単球，好中球の鑑別は可能であるが，白血病細胞，反応性リンパ球，好酸球などの鑑別には限界がある．したがって，髄液細胞塗抹標本を作製し，May-Grünwald Giemsa 染色を実施し鏡検する．

　髄液は蛋白濃度が低いため，血液や胸・腹水などと同様の塗抹法では細胞形態を保持することができず，髄液細胞塗抹標本の作製は次に示す方法で行われている．

(1) 引きガラスによる細胞塗抹法

細胞数算定後に残った髄液検体を 90g（800rpm），5 分遠心し，沈渣を使用する（遠心後の上清は化学的検査などで使用するので廃棄せずに保管する）．沈渣にヒト AB 型血清を加え静かに混和する．そして 5〜10 μL をスライドガラスにのせ，引きガラスで塗抹する．血液像のときの塗抹とは異なり，最後まで引き切らないで一歩手前で止める．塗抹後はすみやかに冷風乾燥する．

(2) 細胞遠心法（サイトスピン法）

引きガラスによる細胞塗抹法と同様に沈渣を作製し，細胞収集装置を用いて行う．遠心力によりスライドガラスに細胞を塗抹する．遠心条件は 70〜90g（500〜800rpm），3〜5 分である．塗抹後はすみやかに冷風乾燥する．

4 細胞学的検査の意義

健常人の髄液細胞数は 5/μL 以下で，リンパ球が主体である．細胞数増多を呈する疾患には，リンパ球増多を示す各種ウイルス性髄膜炎，梅毒性神経疾患，結核性髄膜炎，真菌性髄膜炎などと，好中球増多を示す化膿性髄膜炎，脳膿瘍などがある．髄液中にはまれに，腫瘍細胞（中枢神経への転移例）や，好酸球（寄生虫感染時）がみられることがある．

Ⅴ 化学的検査

1 髄液蛋白

健常者の髄液蛋白は血清蛋白の約 0.5％で微量である．腰椎穿刺による髄液蛋白の基準範囲は年齢により異なり，新生児では 35〜180 mg/dL であり，成長に伴い低値傾向になり，中高生からは 10〜40 mg/dL である．また，採取部位によっても異なり，脳室穿刺による髄液蛋白は腰椎穿刺に比較して 30％ほど低めになる．

主成分はアルブミンである．血清蛋白に比べると明らかに濃度が低いので，血清蛋白の測定に一般的に用いられているビュレット法は適さないため，尿蛋白の定量と同様な方法が用いられている．主にピロガロールレッド法などの色素法である．

グロブリン定性反応としてノンネ・アペルト反応とパンディー反応があるが，蛋白定量法が普及した現在，日常検査では実施されなくなってきている．

(1) 臨床的意義

髄液蛋白は中枢神経系のさまざまな病態を反映する．髄液蛋白が増加する要因として，①中枢神経系の崩壊や出血による血液蛋白の流入，②血液脳関門のバリアの透過性亢進による血清蛋白の移行，③中枢神経系での蛋白合成などがあげられる．

髄液蛋白が増加する疾患には，化膿性髄膜炎，脳出血，くも膜下出血，硬膜下膿瘍，Guillain-Barré 症候群などがある．減少する疾患には，髄液漏，甲状

ノンネ・アペルト反応
硫酸アンモニウムに髄液中グロブリンが反応して白濁を呈する．

パンディー反応
石炭酸に髄液中グロブリンが反応して白濁を呈する．

腺機能亢進症がある．

2　髄液糖

　髄液中の糖質の大部分はブドウ糖であり，ほかに微量の多糖類，果糖，リボースが含まれている．髄液糖は血糖に由来し，血糖の 60〜80％に維持されているため，基準範囲は 50〜80 mg/dL である．髄液糖値を評価する場合は，必ず血糖値を測定し，両者を比較しなければならない．測定法には血糖測定と同様の電極法や酵素法などがある．

(1) 臨床的意義

　髄液糖が増加する疾患には，糖尿病，脳腫瘍，尿毒症，てんかんがある．減少する疾患には，化膿性髄膜炎，結核性髄膜炎，真菌性髄膜炎があり，これらの疾患では高度に減少する．

3　髄液クロール

　髄液中のクロールは血清クロールと平行して変動し，血清と比べると 15〜20 mEq/L ほど高値になり，基準範囲は 118〜130 mEq/L である．測定は，血清クロール測定の電極法で行われる．

(1) 臨床的意義

　髄液クロールが増加する疾患には，尿毒症，慢性腎炎，脱水状態がある．減少する疾患には，結核性髄膜炎がある．

4　髄液酵素

　髄液酵素では，LD，CK，アデノシンデアミナーゼ（ADA）などが測定される．測定方法は，血清の各項目と同様である．LD は好中球の増加に伴って LD アイソザイムの LD_4，LD_5 が増加することにより，細菌性髄膜炎で著明に増加する．CK は脳組織の崩壊により，CK アイソザイムの CK-BB の増加により高値になる．ADA はリンパ球の増加に伴って ADA アイソザイムの ADA_2 が増加することで，結核性髄膜炎，ウイルス性髄膜炎で高値になる．

第5章 喀痰（sputum）

I 基礎知識

喀痰は健常人でも排出されるが，細菌感染やほこりなどの異物の混入，喫煙などによる気管支への刺激により過剰に排出される．喀痰検査は，現在では呼吸器感染症における微生物学的検査と，肺がんの診断を目的とした細胞診が主に行われている．

II 検体採取法・取り扱い法

喀痰の採取は，非侵襲的な自然喀出法が最も一般的だが，自然喀出法での採取が困難な場合や，検査目的により，下記に示すそのほかの採取法が用いられる．いずれの方法においても，採取後すみやかに検査するのがよいが，やむをえない場合は冷蔵庫（4℃）に保存する．ただし，検査目的によっては保存方法が異なるので注意を要する．

(1) 自然喀出法

早朝起床時に，水でうがいをして口腔内を清潔にする．うがいには，うがい薬や口腔内洗浄液（マウスウォッシュなど）は使用せず，必ず水を使用する．その後大きく息を吸い，強めの咳をして喀出する．なるべく唾液と鼻汁が混入しないよう，深部からの喀痰を採るように指示する．容器は蓋がしっかりできるものを使用し，微生物学的検査には滅菌容器を用いる．

(2) 喀痰溶解剤投与による採取法

喀痰が粘稠で喀出困難な場合は，キモトリプシンなどの投与や，ネブライザによる喀痰溶解剤（ビソルボン）の吸入などを行い，喀出しやすくして採取する．

(3) 咽頭拭い法

幼児などの喀出できない患者や喀出力のない衰弱した患者などでは，咽頭用綿棒で咽頭部をこすって採取する．

(4) 気管支洗浄法

気管支鏡を用いて，気管支内に生理食塩水を注入し，洗浄したのちに吸引する．両側性肺結核や肺腫瘍などの検査の際に，左右気管支からの喀痰を別々に検査する必要がある場合には，左右の洗浄液をそれぞれ吸引する．

ネブライザ

ネブライザは液状の薬剤をエアロゾル化する噴霧装置の総称であり，アレルギー性鼻炎，喘息，上気道感染症などのさまざまな呼吸器疾患で薬剤を投与する際に利用される．エアロゾル化した薬剤を吸引することにより，局所的に薬剤を投与することが可能で，高濃度かつすみやかに患部へ到達させることができる．

表 5-Ⅲ-1　喀痰の色調と原因疾患

色　調	原　因
白色透明	細菌以外の感染（ウイルス感染など），気管支炎，気管支喘息
黄色	細菌感染，慢性気管支炎，気管支喘息
緑色 緑黄色	緑膿菌などの感染，蓄膿症
茶色	気管支拡張症，肺結核，肺梗塞，肺がん
錆色	肺炎球菌感染による肺炎，肺化膿症，心不全，肺うっ血
ピンク色	肺うっ血，心不全
鮮紅色	肺結核，肺がん，気管支拡張症

Ⅲ 一般的性状

1　量

　喀痰は慢性気管支炎，気管支拡張症，気管支喘息などの疾患で量が増加する．疾患以外にも，ほこりの混入や喫煙，気管カニューレや気管内チューブなどの挿入時などで量が増加する場合がある．

　喀痰の量が病状の程度や予後などを反映することが多いので，予後判定などのためには毎日の量を測定する．量を測定する際は，1日に排出される喀痰をすべて目盛りつきガラスコップに溜め，毎日一定時刻に検量する．健常者では1日量50～100 mLであるが，病態により500～800 mLに増加する場合がある．

2　外観

(1) 色調

　疾患により，黄色，緑色，茶色などさまざまな色調を呈する（表5-Ⅲ-1）．

(2) 漿液性

　薄いさらさらした水様性，泡沫状の喀痰で，粘性があまりない．気管支喘息や気管支拡張症，肺水腫などで認める．

(3) 粘液性

　粘液は白色，透明，粘稠な液体で，気道粘膜の保護のために正常でも少量ずつ分泌されているが，気管支喘息や気管支炎，喫煙などで増加する．

(4) 膿性

　白黄～黄色の濃厚な喀痰で，呼吸器感染症，肺化膿症などで認められる．

(5) 血性

　肺および気管支からの出血により，喀痰に血液が混入する．出血の部位や量などにより鮮紅色，錆色，暗赤色，茶色，黒色などさまざまな色調を呈する．主な疾患は，肺がん，肺結核，肺梗塞，気管支拡張症，肺真菌症などである．

肺結核

結核菌の培養には4～8週を必要とするが，最近では迅速検査法として，喀痰を用いた核酸増幅検査（PCR法）が行われている．また，血液を用いた結核菌特異的インターフェロン-γ（IFN-γ）産生能検査は，ツベルクリン反応に代わる検査として利用されている．

表 5-Ⅲ-2　喀痰の性状と原因疾患

疾患	性状	特徴
気管支拡張症	粘液性, 膿性	放置により 2 層に分離
肺化膿症	粘液性, 漿液性, 膿性	放置により 3 層に分離
肺水腫	漿液性, 血性	さらさらした大量の水様性の喀痰中にピンク色の血液
肺炎球菌感染による肺炎	粘液性, 線維素, 血性	特有な錆色を呈する

　咳が長期にわたって持続した場合や，強い咳払いなどの機械的な刺激により気道の粘膜が傷つき，血液が混入する場合もある．

　以上の性状は，それぞれ単独でみられる場合もあるが，各種が混在している場合もしばしばみられる（**表 5-Ⅲ-2**）．

3　臭気

　通常の喀痰は無臭である．嫌気性菌感染による肺炎の場合，特有な腐敗性悪臭を有する．緑膿菌感染では甘酸っぱい刺激臭を有する．

4　肉眼的に観察可能な異常物質

(1) 線維素凝塊
　気管支内で線維素が固まってできたもので，長さは数 cm である．灰白色で不規則な円柱状の塊をしており，取り出して水中で洗うと樹枝状分岐がはっきりする．

(2) クルシュマン（Curschmann）らせん体
　粘液が小気管支の細い部分で固まって形成された糸状のもので，黄白色の長さ 1～2 cm のらせん形を呈する．PAS 反応で陽性を示し，H-E 染色で紫色に染まる．気管支喘息に際してみられることがある（**写真 5-Ⅲ-1**）．

(3) ディットリッヒ（Dittrich）栓子
　3 層痰の最下層に現れる黄～灰白色のチーズ様物質で，帽針頭大～えんどう豆大（2～10 mm）．軟らかく，押し潰すと悪臭を放つ．顕微鏡下では，崩壊した細胞，脂肪酸結晶，細菌などの集合体として認められる．

(4) 肺組織片
　肺組織が高度に破壊された場合にみられる．黒褐色の破片で，潰すことが困難である．これを鏡検すると肺胞組織を認める．

(5) 肺結石
　表面がザラザラした硬い黄白色の石灰結石であり，大きさはえんどう豆～そら豆大（5～20 mm）．

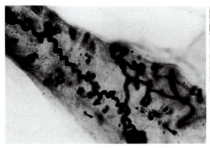
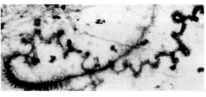

写真 5-Ⅲ-1　クルシュマンらせん体（Papanicolaou 染色，630 倍）

Ⅳ 顕微鏡的検査

1　鏡検標本の作製法

　なるべく新鮮な喀痰内部の湿った部分を採取する．血性と膿性の部分が確認できた場合は，必ずその両方が含まれる部分を採取する．これをスライドガラス上に回転するように広げながら塗抹し，カバーガラスで圧着する．少なくとも2～3枚の標本をつくる．通常はこのまま弱拡大で鏡検するが，乾燥，固定，染色（Löffler（レフラー），Giemsa，Field（フィールド）染色など）して鏡検する場合もある．

2　鏡検所見

（1）赤血球
　血性痰でなくても，顕微鏡下では多数の赤血球を認めることがある．

（2）白血球
　喀痰中にみられる細胞成分は大部分が白血球である．細菌感染では好中球が多数みられる．気管支喘息では好酸球が多数みられる．

（3）上皮細胞
　扁平上皮細胞，線毛円柱上皮細胞，杯細胞，基底細胞，マクロファージ（大食細胞，組織球）がみられる．特にマクロファージは，細胞質内に炭粉や塵埃を含む場合は塵埃細胞（dust cell）とよばれる．また，ヘモジデリンを含有している場合は心臓病細胞（heart failure cell）とよばれ，心不全などでみられる．

（4）弾力線維
　喀痰のチーズ様にみえる部分をスライドガラス上にとり，10％水酸化カリウム1～2滴を落とし，加温後に鏡検する．または，試験管内で喀痰と同量の10％水酸化カリウムを混和して，加温溶解し，2～3倍の水で薄めたのちに遠心し，その沈渣を鏡検する．弾力線維は特有のうねりがあり，光を強く屈折し，境界のはっきりした二重輪郭にみえ，分岐しているものも多い．孤立散在していることもあるが，集まって網状に配列していることもある．

肺結核，肺化膿症などで，肺組織の破壊が亢進している場合にみられる．

(5) シャルコー・ライデン（Charcot-Leyden）結晶

　光り輝く菱形八面体の結晶で，Papanicolaou染色では好エオジン性に染まる．好酸球の細胞内顆粒成分が結晶化したもので，気管支喘息および肺吸虫症でみられる．特に気管支喘息では，クルシュマンらせん体および好酸球とともに存在することが多い．

(6) 肺吸虫卵

　Westerman肺吸虫に感染した際に虫卵を認める．虫卵検出は，2％水酸化ナトリウムで喀痰を溶解し鏡検を行う．宮崎肺吸虫に感染した場合では喀痰中に虫卵を認めることはまれである．

第6章 胃液（gastric juice）

I 基礎知識

　胃液検査は，従来酸度測定が主に行われてきたが，最近ではX線検査や胃内視鏡検査などが胃疾患の診断の主流であり，また，患者への負担も大きいことから胃液検査を行うことは少なくなった．現在は，胃液採取を行わずに，pHセンサのついたカテーテルを挿入し胃内pHを連続測定することが可能で，胃食道逆流症（GERD）の検査として，24時間pHモニタリング検査が専門的な施設で行われている．喀痰の排出が困難な患者では，結核菌の培養検査に胃液を用いる．

> GERD：gastroesophageal reflux disease

> **24時間pHモニタリング検査**
> 食道への酸の逆流を連続的に観察する24時間pHモニタリング検査は，先端と先端から10〜15 cmの2カ所にpHセンサがついたカテーテルを鼻から挿入し，食道と胃のpHを24時間かけて記録装置に連続記録する．

II 検体採取法・取り扱い法

　胃液の採取は，早朝空腹時に胃ゾンデを用いて医師が行う．挿入部にキシロカインゼリーで麻酔をし，経鼻的または経口的にゾンデを挿入し，約55 cmのところで一度止め，胃内に達したことを確認する．胃液を吸引するか，空気を10 mLほど注入し聴診器を当てて胃内に入る空気音を確認する．胃内に達したことが確認できたらゾンデを固定する．

　患者を左側臥位にし，注射器または自動吸引ポンプにより5〜8 mmHgの陰圧をかけ，空腹時の胃液をすべて採取する（空腹時胃液）．さらに60分間，10分ごとの分画を可能なかぎり採取し（空虚時分泌液），基礎分泌液（空腹時胃液＋空虚時分泌液）とする．基礎分泌液を採取後，分泌刺激剤としてガストリン（体重1 kgに対し，テトラガストリン4 μg，またはペンタガストリン6 μg），カフェイン，ヒスタミンなどを皮下または筋肉内に注射する．注射後，60分間，10分間隔で胃液を分画採取する．これを刺激分泌液とする．

　検体は測定までは冷蔵で保管し，採取終了後はすみやかに測定を行う．

> **ゾンデ挿入時の確認**
> 胃液採取を目的とした胃ゾンデの挿入はまれであるが，摂食障害や意識障害のある患者に対し，経管栄養を目的とした胃ゾンデの挿入は日常的に行われている．意識障害のある患者では，誤って気道内に挿入される場合があり，誤挿入による栄養剤の投与により医療事故が発生しているため，挿入時の確認は必須である．胃液のpH測定や空気音による確認のほか，X線撮影での確認を要する場合がある．

III 一般的性状

　胃液は1日に約1.5〜2.0 L分泌される．主成分は塩酸，ペプシン，粘液，ラブ酵素などであり，胃底腺の壁細胞より分泌される塩酸によりpH 1.5〜2.0の強酸性を呈する（**写真6-III-1**）．疾患により塩酸の分泌量が増減する．

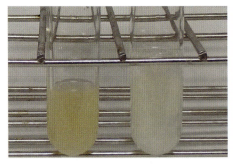

写真 6-Ⅲ-1　健常人の空腹時胃液

Ⅳ 顕微鏡的検査

空腹時に採取した胃液を遠心後，沈渣を鏡検する．上皮細胞，赤血球，白血球，食物残渣，真菌などがみられる．

Ⅴ 化学的検査

1 酸度測定

(1) 胃液の酸度

胃液中の塩酸には，遊離している塩酸（遊離塩酸：free HCl）と，蛋白質，粘液などと結合している塩酸（結合塩酸：fixed HCl）があり，この両者をあわせて総塩酸（total HCl）という．また，塩酸のほかにも乳酸，酪酸，酢酸などの有機酸や酸性リン酸塩などの酸性塩が含まれており，すべての酸性成分の総和が総酸度（total acidity）である．

酸度は胃液 100 mL 中の酸を中和することに要する 0.1 mol/L NaOH の量（mL）を測定し，10 倍した mmol/L で表される．通常は遊離塩酸と総酸度の測定を行うが，時には乳酸の測定も行われる．

(2) テッペル・ミカエリス法（Töpfer-Michaelis method）

胃液 10 mL をコルベンに入れ，水で約 2 倍に希釈し，これにテッペル試薬およびフェノールフタレイン液を 2 滴ずつ加える．遊離塩酸が存在する場合は紅色を呈し，欠如している場合は色調の変化がない．

①遊離塩酸が存在する場合

ビュレットより 0.1 mol/L NaOH を滴下する．滴下しながらコルベンをよく振り，橙黄色（pH 2.9）に変化するまで加え，加えた NaOH の量を測定する．その後さらに，黄色（pH 4.0）を経て赤紫色（pH 8.5）に変化するまで滴下し，最初から加えた NaOH の量を測定する．次の計算から遊離塩酸酸度と総酸度を求める．

遊離塩酸酸度（mmol/L）＝橙黄色(pH 2.9)になるまでに消費した NaOH 量（mL）×10

総酸度（mmol/L）＝赤紫色（pH 8.5）になるまでに消費したNaOH量
（mL）×10

②遊離塩酸が欠如している場合

まず，0.1 mol/L HClで滴定し，紅色を呈するまでに消費した量を測定する．これを10倍したものが塩酸欠乏量（HCl deficit）である．

次に0.1 mol/L NaOHを滴下すると，黄色を経て再び赤紫色になる．この際消費したNaOH量から，先ほどのHCl消費量を減じたものを10倍すると総酸度が得られる．

(3) pH測定法

pHメータを用いて，pH 7.0を指標としてNaOHを滴定し酸度を測定する方法で，滴定中和法とpHメータを組み合わせた胃液用のpHスタットが市販されている．

(4) 酸度測定成績の表現法

10分間隔で分画採取した胃液の分泌量と酸度をすべて測定し，刺激前と刺激後のそれぞれ1時間の分泌量（mL/h）と酸分泌量（遊離塩酸量）（mmol/h）を求める（図6-V-1）．酸分泌量は，刺激前を基礎酸分泌量（basic acid out-

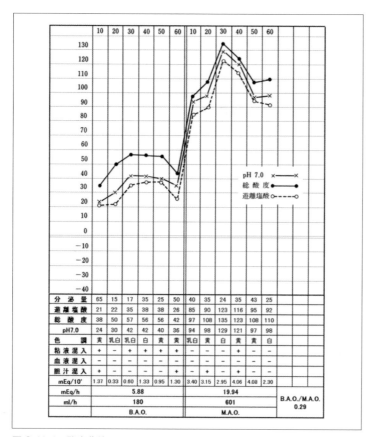

図6-V-1　酸度曲線

put；BAO），刺激後を最高酸分泌量（maximal acid output；MAO）という．MAO と BAO に対して，刺激後分画採取したなかで，最も高い遊離塩酸酸度を示したときを中心に 30 分間の酸分泌量を mmol/30 min で表す最大刺激時酸分泌量（peak acid output；PAO）を求める場合もある．また，分泌刺激剤に対する胃粘膜の被刺激性を知るため，BAO/MAO を計算する場合もある．以下に基準範囲を示す．

　　基礎分泌量：30～100 mL/h
　　最高分泌量：80～200 mL/h
　　基礎酸分泌量（BAO）：0～8 mmol/h
　　最高酸分泌量（MAO）：5～20 mmol/h

(5) 胃液酸度測定の意義

　正常胃液の酸度は刺激方法や年齢などによってかなり異なるが，一般に BAO が 9 mmol/h 以上，MAO が 21 mmol/h 以上は過酸，BAO が 2 mmol/h 以下，MAO が 9 mmol/h 以下は低酸，0 の場合は無酸という．また，これらの中間くらいの酸度の場合を正酸という．

　一般に胃・十二指腸潰瘍では過酸が多く，胃がんでは無酸が多い．胃炎では過酸，低酸の両型があり，ヘリコバクター・ピロリ（*Helicobacter pylori*）の感染による胃炎では，菌が産生するウレアーゼによりアンモニアが産生され，低酸となる．いずれにしても，胃液酸度だけで胃疾患の診断をすることはできない．

　また，胃疾患以外でも，悪性貧血，ペラグラなどの場合には無酸になり，Zollinger-Ellison 症候群では過酸となる．

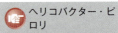

ヘリコバクター・ピロリ
現在，ヘリコバクター・ピロリ菌の検査では酸度測定は行われない．尿素呼気試験，血中抗体価測定，便中抗原測定が行われている．尿素呼気試験は，菌が産生するウレアーゼにより尿素がアンモニアと二酸化炭素に分解，生じた二酸化炭素が血中に吸収され，肺から呼気として排泄されることを原理としている．方法は，患者に検査薬（^{13}C-尿素）を服用させ，一定時間後の呼気を採取し，服用前・後の呼気中の $^{13}CO_2$ を測定する．感染している場合，検査薬が分解されるため，服用後の呼気で $^{13}CO_2$ が高値となる．

Zollinger-Ellison（ゾリンジャー・エリソン）症候群
ガストリンを過剰に産生する腫瘍が，膵臓や十二指腸，胆管に発生する疾患．ガストリンは胃の分泌機能を刺激する消化管ホルモンで，この腫瘍により過酸となる．診断には，胃液酸度測定と血中ガストリン測定をあわせて行う．

第7章 十二指腸液（duodenal juice）

I 基礎知識

　ファーター乳頭部より採取した十二指腸液は，十二指腸分泌液に胆汁と膵液が混じており，胃内容物も少量混じっていることが多い．最近では，内視鏡を用いて胆汁や膵液のみを採取することが可能である．

　十二指腸液を用いて細胞診，遺伝子診断，細菌検査，寄生虫検査，生化学検査などが行われるが，現在では，肝・胆道疾患では内視鏡検査や超音波検査などの画像診断が主体であり，十二指腸液検査が行われることはまれである．また，膵機能検査としてセクレチン試験が行われてきたが，刺激剤のセクレチン製剤が国内で入手困難となっており，施行が困難である．

II 検体採取法・取り扱い法

　十二指腸液の採取法を以下に述べるが，いずれも採取は医師が行う．

1 十二指腸ゾンデ法

(1) 胆汁

　空腹時に十二指腸ゾンデを経鼻または経口的にX線透視下で挿入し，先端が十二指腸のファーター乳頭部に達したところで被検者を静かに側臥位とし，ゾンデの先を被検者の体位より低くする．

　はじめにゾンデから自然に流出する淡褐色のやや混濁した胆汁が胆管胆汁（A胆汁）であり，約20分間採取する．量は通常5〜30 mLである．

　その後，刺激剤として体温程度に温めた25％硫酸マグネシウム液40 mLをゾンデから注入すると，濃褐色の胆囊胆汁（B胆汁）が流出する．15〜20分間採取を行うと総量30〜50 mLが得られる．その後も同様に採取すると次第に希薄になり，淡褐色の透明な肝胆汁（C胆汁）が流出する．

　採取された胆汁は，生化学検査の場合は血清に準じて保存するが，蛋白分解酵素の作用で急速に失活する物質もあり，検査項目によっては凍結する必要がある．細菌検査や細胞診では，保存できないのでただちに検査を行う．

(2) 膵液

　胆汁の採取法に準じて行う．十二指腸ゾンデ法では膵液だけを純粋に採取することは不可能で，セクレチンを静注し刺激を加えて膵液の分泌を促進させ，これに胆汁と胃液の加わった十二指腸液として採取する．

採取された膵液は，生化学検査の場合は血清に準じて保存するが，アミラーゼ以外の膵臓由来酵素は失活しやすい．

2　内視鏡的逆行性胆管膵管造影法（ERCP）

内視鏡的に胆管内や膵管内にカテーテルを挿入し，胆汁や膵液だけを採取する．

> ERCP：endoscopic retrograde cholangiopancreatography

(1) 胆汁

内視鏡を用いて，病変の部位により肝外，肝内胆管，胆嚢内にカテーテルを挿入する．細胞診に用いる場合は，剥離したばかりの新鮮な上皮細胞集塊を採取することが望ましい．また，生化学検査や培養検査に用いる場合は，造影剤を投与せずに採取することが望ましく，やむをえず投与した場合は造影剤の入っていない部位から吸引する．

(2) 膵液

内視鏡的膵外分泌機能検査法（ePFT）ともよばれ，内視鏡を用いて膵管内にカテーテルを挿入し，セクレチン刺激下で直接膵液を採取して膵外分泌能を評価する．

> ePFT：endoscopic pancreatic function test

Ⅲ 胆汁（bile）

胆汁は肝臓で生成され，総肝管を通り胆嚢で貯留，濃縮される．食事の際に胆嚢が収縮し，総胆管を通り，ファーター乳頭部から十二指腸へ分泌される．成人1日の胆汁分泌量は500〜1,000 mLである．

1　一般的性状

(1) 外観

胆汁の色調は，A胆汁とC胆汁は淡褐色，B胆汁は濃褐色である．いずれも正常では透明であるが，強い混濁を認めた場合，胃液の混入または胆道の炎症が考えられる．特に，B胆汁に強い混濁や粘液が多く混入している場合には胆道の炎症を疑う．

胆汁に含まれるビリルビンは酸化作用によりビリベルジンに変化して，緑色の胆汁になる．胆道の細菌感染による細菌の酸化作用のほか，検体の放置によっても緑色を帯びてくる．

> **モイレングラハト（Meulengracht）の黄疸指数**
> 胆汁の黄色調はビリルビン含有量によって左右され，モイレングラハト比色計または光電比色計を用いて測定される．モイレングラハト比色管の1.0目盛りまで胆汁を入れ，生理食塩水で標準管と同じ色調になるまで希釈し，希釈倍数をその胆汁のモイレングラハト単位とする．正常胆汁のモイレングラハト単位は，以下のとおりである．
> A胆汁：20〜50単位
> B胆汁：300〜500単位
> C胆汁：20〜50単位

2　顕微鏡的検査

尿沈渣検査の場合と同様に鏡検する．赤血球，白血球，上皮細胞，コレステロール結晶，胆砂，寄生虫，細菌などの有無を検査する．

3　胆汁検査の意義

現在でも，胆汁を用いて細胞診や細菌検査，寄生虫検査が行われるが，かつ

表 7-Ⅲ-1　胆汁の組成

		C 胆汁	B 胆汁
比重		1.009〜1.013	1.026〜1.032
pH		7.1〜8.5	5.5〜7.7
Na$^+$	(mEq/L)	150〜160	100〜240
K$^+$	(mEq/L)	2.7〜4.9	4.1〜16.7
Ca^{2+}	(mEq/L)	2.5〜4.8	Tr〜43.0
Mg^{2+}	(mEq/L)	1.4〜3.0	
Cl$^-$	(mEq/L)	100〜105	18〜83.5
HCO$_3^-$	(mEq/L)	25〜40	44〜94
総胆汁酸	(mg/mL)	8.6〜19.4	47.4〜95.8
コレステロール	(mg/dL)	80〜170	350〜930
リン脂質	(mg/dL)	50〜60	180〜220
ビリルビン	(mg/dL)	0.5〜13	20〜60
蛋白	(mg/dL)	80〜200	315〜539

て主目的の一つであった胆石症の診断に関しては，超音波，経皮経肝胆道造影，内視鏡的逆行性胆管造影などの画像診断が主に行われるようになった．

　肝疾患では胆汁の産生が低下し，特に B 胆汁の排出量が減少する．胆石症や胆嚢炎でも B 胆汁が減少し，胆嚢での濃縮機能が落ちるため，モイレングラハト単位が 100 単位以下の，通常より希薄な色調となる．

　また顕微鏡下では，胆嚢炎では細菌，上皮細胞，白血球などが認められ，胆石症ではしばしばコレステリンやビリルビンなどの胆砂や結晶が認められる．

　胆道腫瘍，胆管結石などによる胆道の完全閉塞では，ゾンデを挿入しても胆汁の排出が全く認められない．主な胆汁の組成を**表 7-Ⅲ-1** に示す．

Ⅳ 膵液 (pancreatic juice)

　膵液は膵臓で生成され，膵管を通り，ファーター乳頭部から十二指腸へ分泌される．無色透明のアルカリ性 (pH8.0〜8.3) の液体で，アミラーゼ，リパーゼ，トリプシンなどの消化酵素と，高濃度の重炭酸イオン (HCO$_3^-$) を含む．成人 1 日の分泌量は 1,000〜2,500 mL である．

1　主な生化学検査と意義

　電解質：HCO$_3^-$，Ca^{2+}
　酵素蛋白：アミラーゼ，リパーゼ，トリプシン
　非酵素蛋白：ラクトフェリン
　血清蛋白：IgA，IgG
　その他：膵分泌性トリプシンインヒビター (PSTI)
　膵疾患において，疾患に特異的な生化学的変化は少ないが，複数の検査結果

PSTI : pancreatic secretory trypsin inhibitor

表 7-Ⅳ-1　各疾患と検査値の特徴的な変化

	慢性膵炎	膵がん	急性膵炎	IPMN
HCO_3^-	↓			
Ca^{2+}	↑	↓		
アミラーゼ	↓	↓	↓	↓
リパーゼ	↓	↓	↓	
トリプシン	↓	↓	↓	
ラクトフェリン	↑	↓		
IgA	↑	↑	↑	
IgG		↑	↑	
PSTI				↑

↑：濃度上昇，↓：濃度低下
（佐藤賢一，他：疾患と膵液分泌・膵液組成の変化．胆と膵，29（8）：739～743，2008 より改変）

IPMN：膵管内乳頭粘液性腫瘍，intraductal papillary mucinous neoplasm

から疾患を類推することが可能である（表 7-Ⅳ-1）．

2　PFD 試験（pancreatic function diagnostant test）

　PFD 試験は膵外分泌機能検査の一つで，非侵襲的検査である．検査方法は，尿を採取し，採取後に合成基質 N-ベンゾイル-L-チロシル-p-アミノ安息香酸（BT-PABA）を水 200 mL とともに経口投与する．投与後 6 時間蓄尿を行う．
　投与した BT-PABA は，キモトリプシンにより腸管内で加水分解され，パラアミノ安息香酸（PABA）が遊離する．遊離した PABA は小腸より吸収され，尿に排泄される．投与前・後の尿中 PABA 量を測定して尿中排泄率を求める．基準範囲は 73.4～90.4％で，慢性膵炎や膵がんのほか，肝機能障害や腎機能低下でも低値を示す．

第8章 穿刺液（punctured fluid）

I 基礎知識

　穿刺液は，体腔内あるいは嚢胞（腫）内に貯留した液体を体表より穿刺して採取する．その測定は，各種疾患の診断および病態の判定や治療法の決定に重要である．体腔には漿膜腔，頭蓋腔，関節腔などがある．漿膜腔には漿膜でおおわれた胸腔，腹腔，心膜腔があり，関節腔は滑膜でおおわれている．正常時にも少量の漿液または滑液がある．循環器障害，栄養障害，炎症，悪性腫瘍の浸潤などの原因により多量の胸水や腹水が貯留する．穿刺液検査は，そのほかに卵巣嚢腫，腎水腫，ヒグローマ，ガングリオン，陰嚢水腫などから得られた検体が対象となる．穿刺して得る検体には脳脊髄液や骨髄液などもあるが，それらは穿刺液には含まれない．

II 検体採取法・取り扱い法

1 採取

　採取は医師が行う．体液の貯留を画像検査などにより確認し，穿刺部位周辺を消毒する．必要であれば局部麻酔をして，2 mLまたは5 mL注射器に23〜24 Gカテラン針（膿性液のときは21〜22 G針）をつけたものを用いて，血管などを傷つけないように無菌的に採取する．採取した穿刺液は10 mLの滅菌スピッツに入れて提出する．

2 取り扱い

　採取された穿刺液はすみやかに滅菌スピッツに移して検査室に提出し，フィブリンの析出が起こらないうちに各種の検査を実施する．やむをえない場合はヘパリンやEDTA-2Naなどの抗凝固剤を用いる．しかし，細胞数算定検査では，ヘパリン中のアミノ酸（セリン，グリシン）がサムソン（Samson）液と反応して微細粒子を形成し，細胞数の算定が困難になる．細胞診検査では，抗凝固剤により細胞変性をきたす可能性がある．そのため，検体の10%程度のエタノールを加えておく．あるいは，集細胞後に液状検体専用の固定液を用いるとよい．

> **穿刺部位**
> ①胸水（胸腔穿刺法）：通常は坐位または仰臥位で，前腋窩線第5，中腋窩線第6，後腋窩線第7から穿刺する．
> ②腹水（腹腔穿刺法）：穿刺前に体位変換を行い，貯留した液体中の細胞成分を攪拌して可能なかぎり均等にする．通常はわずかに穿刺側へ体を傾けさせた左前臥位で，臍窩と左上前腸骨棘を結ぶモンロー・リヒター線の中央（モンロー点）または臍窩部から3/4の部位を穿刺する．
> ③心嚢液（心膜腔穿刺法）：事前に心臓超音波検査で心嚢液貯留を確認し，採取部位と方向を決めておく．通常は左第5肋間乳線外で心濁音界内を穿刺する．心タンポナーデなど大量の貯留液がある場合は，剣状突起と左肋骨弓との隅角部から後上方45°の角度で穿刺する．

> **液状検体専用の固定液**
> 液状化検体細胞診（liquid based cytology；LBC）で用いられる固定液で，TACAS法，Sure Path法，LBCPrep法のそれぞれに専用の固定液がある．エタノール，ポリエチレングリコールなどの成分が含まれる．

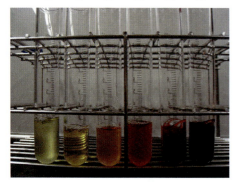
写真 8-III-1　胸水の肉眼的色調
（淡黄色／黄色／橙色／赤橙色／赤色／暗赤色）

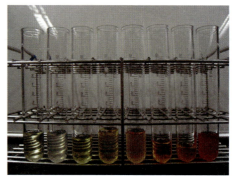
写真 8-III-2　腹水の肉眼的色調
（淡黄色／淡黄色／黄色／黄色／橙色／橙色／橙色／赤橙色）

III 一般的性状

1 外観（写真 8-III-1，2）

検体量を確認し，よく混和する．明るい照明下で色調，混濁，沈殿物や凝固物の有無，性状（漿液性，粘液性，膿性，血性，乳び性など）を観察する．

①淡黄色透明：漏出液を示唆し，細胞成分の増加により混濁する．

②血性：暗赤色ないし暗褐色を呈し，悪性腫瘍と外傷の際にみられる（採取時の医原的なものではない）．血性混濁は血性滲出液を示唆する．

③膿性：黄～黄白色ないし黄緑～緑色を呈し，化膿性炎症，細菌感染のある場合にみられる．膿様混濁は多形核球（好中球），細菌を含んだ滲出液を示唆する．

④乳び性：黄～黄白色を呈し，悪性腫瘍の際にみられる．乳び性混濁はリンパ管の閉塞や障害による滲出液を示唆する．

2 比重

尿比重測定法に準じ，比重計法や屈折計法で測定する．一般的には屈折計法が行われている．採取された穿刺液はすみやかに測定する．

3 pH

胸水では，精度の高いガス分析装置を用いて測定する．肺炎随伴性胸水（肺炎または肺膿瘍が原因で生じる滲出液）を伴う患者を鑑別するために役立つ．pHは時間経過によって変動するため，検体を嫌気的に採取して低温に保ち，迅速に検査室まで搬送して測定する．

> **胸水中の浮遊物**
> 胸水中に光沢のある微細な浮遊物を認めた場合は，顕微鏡でコレステロール結晶であるか否か確認する．結核性滲出性胸膜炎で認められることがある．

> **液温による比重の補正**
> 15℃の比重に補正する．15℃より高いときは3℃ごとに0.001を加え，低いときは減じる．さらに，穿刺液には蛋白や糖が多量に含まれている場合があり補正が必要となる．しかし，通常，測定時は比重計と検体は室温と同温であることや，蛋白・糖補正も行っていないのが現状であり，正確性を欠く．

> **胸水のpHと治療との関係**
> 正常ではpH7.60前後であり，肺炎随伴性胸水でpH7.30以下の場合は膿胸が疑われ，抗生物質の治療とドレナージの適応になる．pH7.30以上の場合は抗生物質のみの治療となる．

IV 化学的検査

1 化学定量

総蛋白，アルブミン，グルコース，酵素〔LD，アミラーゼ，アデノシンデアミナーゼ（ADA）など〕，腫瘍マーカーや遺伝子などの検査を行い，漏出液，滲出液を判断する．

(1) 総蛋白

総蛋白濃度 4.0 g/dL 以上は炎症性（滲出液），2.5 g/dL 未満は非炎症性（漏出液）と判定する．胸水あるいは腹水/血清比が 0.5 以上は滲出液，0.5 未満は漏出液とする．

(2) アルブミン

総蛋白濃度 2.5 g/dL 以上 4.0 g/dL 未満で滲出液と漏出液の判定が困難な場合は，血清と胸水のアルブミン濃度差（SEAG），血清と腹水のアルブミン濃度差（SAAG）で判定する．SEAG 1.2 g/dL 未満は滲出液，1.2 g/dL 以上は漏出液とする．SAAG 1.1 g/dL 未満は滲出液，1.1 g/dL 以上は漏出液とする．

(3) グルコース

血清と穿刺液のグルコース濃度差が 30 mg/dL 以上の場合は滲出液産生過程によるものと考える．リウマチ様関節炎，細菌感染，結核や悪性腫瘍などで低値となる．特に，結核性胸水では 26 mg/dL 以下のきわめて低値となる．

(4) LD

炎症やがん性胸・腹膜炎で高値となる．胸水あるいは腹水/血清比が 0.6 以上は滲出液，0.6 未満は漏出液とする．腹水/血清比が 1.0 以上の場合はがん性腹水の可能性がある．さらに，乳酸を基質とする測定法で，胸水あるいは腹水のLDが 200 U/L 以上の場合は滲出液，200 U/L 未満の場合は漏出液と判定する．LDアイソザイムパターンについては，滲出液で LD_4，LD_5 が高値となる．

(5) アミラーゼ

急性および慢性膵炎や膵がんに伴う腹水で高値を示す．

(6) アデノシンデアミナーゼ（adenosine deaminase；ADA）

がん性胸水で低値，結核性胸水で高値を示す．ADA 分画検査では，細菌性は ADA_1，結核性は ADA_2 が優位となる．ADAは血液中に多量に含まれているため，穿刺時に血液が混入しないように注意が必要である．

(7) 腫瘍マーカー

胸水では，CEA，CA125，NCC-ST-439，CA19-9，CYFRA21-1，SLX，ProGRP，SCC や NSE が測定される．CEA，CEA＋ProGRP＋CYFRA21-1 が高値の場合は，がん性胸水を示唆する．

腹水では，CEA，CA125 や CA19-9 が測定され，大腸がん，胃がんや卵巣腫瘍で高値を示し，がん性腹水を示唆する．しかし，CEA や CA125 は非腫瘍性腹水でも高値を示すことがあるため，鑑別診断が必要である．

リバルタ反応（Rivalta reaction）

穿刺液中のユーグロブリンおよびプソイドグロブリンが酢酸酸性液中で酸性多糖体複合物を形成することを確認する．200 mL のメスシリンダに 200 mL の水を入れ，酢酸を 3～4 滴入れて混和し静置する．穿刺液を1滴，液面近くから静かに滴下する．黒色の背景を用いて観察し，濃厚な白濁が比較的すみやかに沈降して，管底まで達したときは陽性（滲出液：exudate），途中で消散したときは陰性とする（漏出液：trans-date）．注意点を以下に示す．
① 本反応は総蛋白量が 3.0 g/dL 以下では陰性となる．
② 本反応は必ずしも蛋白量とは相関しない．
③ 酢酸白濁物質には酸性多糖体やヒアルロン酸なども関与している．
④ ヘパリンを含む穿刺液では偽陽性を示すことがある．
⑤ リバルタ反応の検出精度には限界があり，実施していない施設もある．
⑥ 滲出液の約 50% で陽性となり，臨床的意義は低い．

SEAG：serum-effusion albumin gradient

SAAG：serum-ascites albumin gradient

遺伝子検査

肺がん患者の胸水中に剥離した細胞を用いて，上皮成長因子受容体（epidermal growth factor receptor；EGFR）の遺伝子変異検査が行われる．*EGFR* 遺伝子に変異が認められた場合は，EGFR チロシンキナーゼ阻害剤（EGFR-TKI）であるゲフィチニブや同種同効のエルロチニブの分子標的薬が適応となる．

V 細胞学的検査

体腔液中に出現する細胞は，血液細胞である多形核球（好中球，好酸球，好塩基球），単核球（リンパ球，単球，組織球），赤血球や中皮細胞である．がん進展が胸・腹膜腔に及ぶと異型細胞が認められる．

1 細胞数算定

細胞数の算定は，血液の白血球数算定法に準じて行う．細胞数が少ない場合は髄液の細胞数算定法（第4章脳脊髄液「Ⅳ 細胞学的検査」を参照）に準じて行う．

(1) 準備するもの

①チュルク液：酢酸1 mL，1％ゲンチアナバイオレット水溶液1 mLを精製水で100 mLとする．

②改良型Neubauer計算板：大区画の1辺は1 mm，計算板の深さは0.1 mmであり，容積は0.1 μLとなる．大区画内の細胞を算定して平均値を計算する．Bürker-Türk計算板でも可能である．

(2) 方法

①検体をよく撹拌し，性状を確認する．
②検体20 μLとチュルク液180 μLを加え，10倍希釈液を作製する．
③計算板に検体を流し込み静置する．
④四隅の大区画の細胞をカウントし平均値を求める．
⑤カウント数（平均値）×10×10により，穿刺液1 μL中の細胞数を求める．

細胞数が多い場合，生理食塩水で3倍希釈し，髄液の細胞数算定法と同様に行ってもよい．

2 細胞分類

細胞の分類は，計算板上で簡易的に行うことも可能である．しかし，計算板上での分類には限界があるため，塗抹標本を作製して分類することを推奨する．

(1) 計算板上での簡易法

Samson染色またはTürk染色を行い，多形核球（好中球，好酸球，好塩基球），リンパ球（リンパ球，反応性リンパ球），そのほかの細胞（単球，組織球，中皮細胞，異型細胞）をそれぞれ個数または％で報告する．

(2) 塗抹標本による方法

Giemsa系染色またはPapanicolaou染色を行い，好中球，好酸球，好塩基球，リンパ球，単球，組織球，そのほかの細胞をそれぞれ個数または％で報告する．

白血球については詳細に分類する．リンパ球については，反応性リンパ球が認められた場合は別途コメントを記載する．そのほかの細胞については，中皮細胞および異型細胞が認められた場合は別途コメントを記載する．

血液細胞算定自動分析装置

近年，血液細胞算定自動分析装置に体腔液の測定モードが搭載され，目視法との相関も良好で客観的な測定結果が得られることや簡便で緊急性に優れていることから，自動分析装置により測定している施設が増加している．しかし，本測定法は測定限界があるため，原理，特性，結果表示などを熟知したうえでの使用が大切である．

微生物学的検査

細胞学的検査で細胞数の増加や多形核球が優位の場合は，細菌性の胸水・腹水が疑われるため微生物学的検査を実施する．炎症性の胸水貯留性疾患のなかでは，結核性胸膜炎の発症頻度が高い．必要に応じてGram染色，抗酸菌染色，迅速抗原検査や培養検査を実施する．

(3) 細胞の形態学的特徴および臨床的意義

穿刺液中に出現する細胞の形態学的特徴および臨床的意義を**表 8-V-1**，**写真 8-V-1~12** に示す．

表 8-V-1　穿刺液中に出現する細胞の形態学的特徴および臨床的意義

細胞	形態学的特徴	臨床的意義
好中球（写真 8-V-1, 5）	分葉核を有する	急性炎症（膿胸，腹膜炎など），悪性腫瘍，術後
リンパ球（写真 8-V-2, 5）	狭い細胞質を有する	慢性炎症，結核，ウイルス感染症，心不全
反応性リンパ球	大型で細胞質の塩基性が強い	ウイルス感染症
好酸球（写真 8-V-5）	2分葉核が多い，細胞質に粗大顆粒を有する	気胸，寄生虫症，気管支喘息，アレルギー性疾患
組織球（写真 8-V-3）	腎形・馬蹄形核，細胞質にレース状の空胞を有する，体腔液内の物質を貪食	体腔液貯留や炎症細胞の出現に続いて多数出現する
中皮細胞	単層扁平上皮で核の周りが厚く辺縁が薄い	手術時の材料に認められる
反応性中皮細胞（写真 8-V-4, 6）	立方状・円柱状から乳頭状・腺管状を呈する	体腔内におけるなんらかの障害や刺激
悪性中皮腫細胞	重積性集塊，N/C 比の増大，多核形成を呈する	悪性中皮腫
腺がん細胞（写真 8-V-7~10）	重積性集塊，N/C 比の増大，核小体明瞭	大部分が多臓器由来で 8 割が腺がん
悪性リンパ腫細胞（写真 8-V-11, 12）	孤立散在性，モノクローナルな増殖，N/C 比の増大	悪性リンパ腫

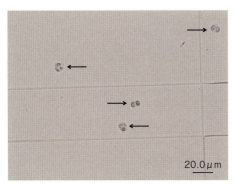

写真 8-V-1　好中球（Türk 染色，400 倍）

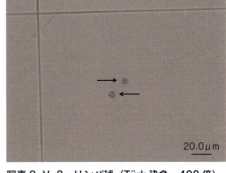

写真 8-V-2　リンパ球（Türk 染色，400 倍）

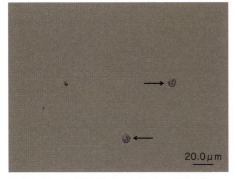

写真 8-V-3　組織球（Türk 染色，400 倍）

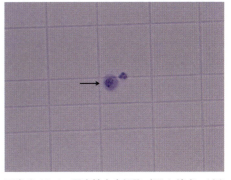

写真 8-V-4　反応性中皮細胞（Türk 染色，400 倍）

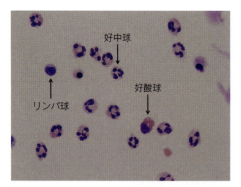
写真 8-V-5　好中球，好酸球，リンパ球（Giemsa 染色，400 倍）

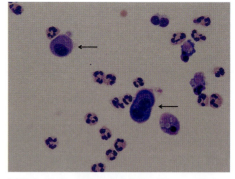
写真 8-V-6　反応性中皮細胞（Giemsa 染色，400 倍）

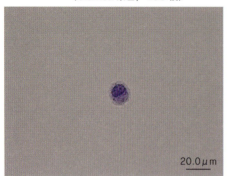
写真 8-V-7　腹水に認められた腺がん細胞（Türk 染色，400 倍）

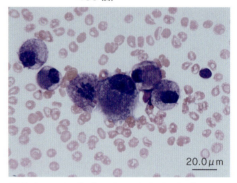
写真 8-V-8　腹水に認められた腺がん細胞（Giemsa 染色，400 倍）

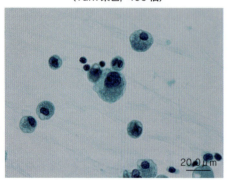
写真 8-V-9　腹水に認められた腺がん細胞（Papanicolaou 染色，400 倍）

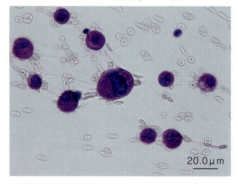
写真 8-V-10　腹水に認められた腺がん細胞（PAS 染色，400 倍）

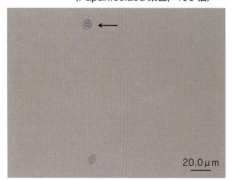
写真 8-V-11　悪性リンパ腫細胞（Türk 染色，400 倍）

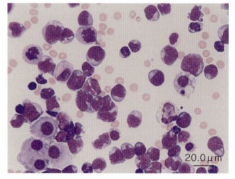
写真 8-V-12　悪性リンパ腫細胞（Giemsa 染色，400 倍）

VI 穿刺液検査の意義と評価

　生体の一部に液体の貯留が認められる場合，特に胸水や腹水では，その穿刺液の検査により漏出液か滲出液かを鑑別することは，診断上，大いに参考になる．滲出液と漏出液を鑑別するための病態識別値を**表 8-VI-1** に示す．Light の基準では，①胸水蛋白/血清蛋白≧0.5，②胸水 LD/血清 LD≧0.6，③胸水 LD が血清 LD の正常上限 2/3 以上，の 3 項目中 1 つでも満たせば滲出液，満たさなければ漏出液となる．胸水，腹水の貯留をきたす主な原因疾患を**表 8-VI-2，3** に示す．

表 8-VI-1　滲出液と漏出液の性状および病態識別値

項目	滲出液	漏出液
原因	炎症性，腫瘍性，外傷性	非炎症性（肝性，腎性，心性）
色調	混濁，血性，膿性，乳び性，粘性	淡黄色，透明
比重	1.018 以上	1.015 以下
pH	低下（7.30 以下）	低下なし
リバルタ反応	陽性	陰性
フィブリン	多量に析出	微量
蛋白濃度	4.0 g/dL 以上	2.5 g/dL 未満
蛋白比（体腔液/血清）	0.5 以上	0.5 未満
アルブミン濃度差（血清－胸水）	1.2 g/dL 未満	1.2 g/dL 以上
アルブミン濃度差（血清－腹水）	1.1 g/dL 未満	1.1 g/dL 以上
LD	200 U/L 以上	200 U/L 未満
LD 比（体腔液/血清）	0.6 以上	0.6 未満
グルコース	低下	≒血糖値
細胞数	多数	少数
主な細胞	好中球，リンパ球	中皮細胞，組織球

表 8-VI-2　胸水をきたす疾患

滲出液	漏出液
急性・慢性胸膜炎 　結核性 　ウイルス性 　真菌性 心膜炎 肺炎 膵炎 肝膿瘍 チャーグ・ストラウス症候群 サルコイドーシス リウマチ熱 悪性腫瘍 自己免疫疾患 外傷	肺血栓・塞栓症 上大静脈症候群 リンパ管圧亢進 胸腔内圧の低下 うっ血性心不全 肝硬変 ネフローゼ症候群 メイグス症候群 粘液水腫 腹膜透析 尿毒症 糸球体腎炎

表 8-VI-3　腹水をきたす疾患

滲出液	漏出液
急性・慢性腹膜炎 　結核性 　ウイルス性 　真菌性 好酸球性腹膜炎 膵炎 消化管穿孔 胆囊穿孔 腹膜偽粘液腫 子宮外妊娠 悪性腫瘍 外傷	門脈圧亢進症 肝硬変 収縮性心膜炎 胸腔内圧の低下 うっ血性心不全 ネフローゼ症候群 粘液水腫 腹膜透析 蛋白漏出性胃腸炎 バッド・キアリ症候群

第9章 精液（semen）

I 基礎知識

精液は精子（図9-I-1）と精漿からなり，精漿は精巣，精巣上体，精囊，前立腺などの分泌物からなる．

精液検査は，男性不妊症の診断および治療にとって基本的かつ重要な検査である．不妊の原因は，男性にある場合が1/3，女性にある場合が1/3，そして両者にある場合が1/3といわれている．したがって，不妊症の検査・診断にあたっては，男性側因子の検索は不可欠である．男性不妊症の検査の主体は精液検査であり，また，男性不妊症の原因は，造精機能障害，つまり精子形成に異常があるものがほとんどであるので，多くの例では精液の検査で目的を達することができる．そのほか，不妊手術の効果判定や，精巣，精囊，前立腺などの

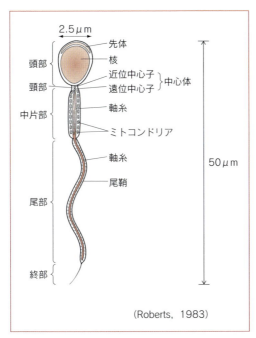

図9-I-1 ヒトの完成した精子
頭部：先体では，卵子への進入に必要な酵素（ヒアルロニダーゼ，アクロシン）を産生する．核は，DNAを含み遺伝情報をもつ．中片部：ミトコンドリアで運動のエネルギーを生成する．尾部：鞭毛の収縮・伸展によって運動する．

疾患の検査にも利用される．

精液検査の一般的な項目として，**肉眼的所見**，**精液量**，**pH**，**精子運動率**，**精子濃度**，**精子正常形態率**（精子奇形率）などがある．

1 組成

精液は，男性の精巣，そのほかの副性器由来の分泌液である．その成分は，**精子**と，それらが浮遊する**精漿**とからなる．精巣で形成された精子が，精巣上体，精管を成熟しつつ輸送され，精巣膨大部に貯蔵される．そして，精囊，前立腺あるいは尿道からの分泌液が加わって精液がつくられる．したがって，精液は種々の臓器由来の成分を含み，精子はこの精液の中で活発に運動している．

精液のうち約5％は精子を含む精巣由来の成分，約60〜70％は精囊分泌液（精子のエネルギー源となる果糖を多量含有），残りは精巣上体液，前立腺分泌液，尿道分泌液である．

II 検体採取法・取り扱い法

1 採取

精液を採取するにあたり禁欲期間（2日以上7日以内）を設け，マスターベーションによる採取を原則として，全量を不純物の混入のない清潔な口径の広い容器に採取する．

採取は3カ月以内に少なくとも2回行う．それは，健常者でも精液所見には日差変動がみられるからである．採取にあたっては，コンドームやティッシュペーパーを用いてはならない．コンドームには精子運動を抑制する薬剤が含まれているためである．また，ティッシュペーパーを用いると精液量を正確に測定できないためである．

2 取り扱い

採取は1時間以内に持参可能なところで行い，温度による影響があるため，人肌程度（37℃）に保温した状態で運搬する．1時間以内に持参できない場合には医療施設内で採取する．その場合，プライバシーの尊重に努め，採取の環境を整えておく必要がある．

検査記録（結果報告書）には禁欲期間，採取日と採取時間（正確に分単位まで），精液量が全量かどうかなどを記載する．

III 一般的性状

1 精液量

精液量は容量法や重量法で測定する．容量法は，目盛りつきの広口滅菌容器で採取した場合にはそのまま測定し，シャーレで採取した場合には注射器で吸

引してその目盛りで測定する．重量法は精液の重さを電子天秤で測定する．比重は1として，精液1.0 gが1.0 mLに相当する．2003年日本泌尿器科学会「精液検査標準化ガイドライン」（以下ガイドライン）では重量法が推奨されている．

標準的な禁欲期間後の基準範囲は2 mL以上である．個人差がきわめて大きく，総合的な評価が必要となる．精液量が少なすぎても，反対に多すぎても不妊の原因となりうる．精液量が少ない場合，精液の取りこぼしや逆行性射精，アンドロゲン欠乏が考えられる．

2　外観

精液は，採取直後は精嚢由来のフィブリノゲン様物質の存在によりゲル状であるが，30分ほどで全体が液状に融解する．これは，前立腺由来の蛋白分解酵素の働きによるものである．液状化しない精液は不妊症が，またゲル状にならずサラサラしている精液は精管，精嚢の欠損が疑われる．

肉眼的には，正常精液は淡黄色ないし灰白色であり，均質半透明で，やや混濁している．血液の混入により赤褐色になり，また膿の混入により黄色の色調が強くなる．

3　pH

pHの測定はpH試験紙を用いて行う．新鮮な精液のpHは7.2以上（7.2～7.8）で，時間の経過とともに上昇する．感染による精嚢，精巣上体，前立腺の炎症があった場合，pH 8.0以上となる．無精子症でpH 7.0未満の場合は，射精管閉塞症や先天性射精管欠損症が疑われる．

4　臭気

正常精液は，特有な栗の花臭がある．

Ⅳ 精子濃度

精子濃度（sperm concentration）とは，精液1 mL中の精子数をいう．採取後30分以上経過して，精液が液状に融解し均一化してから検査する．同時に，白血球数も算定する．

総精子数は，1回の射精で精液に含まれる精子数を表す．精子濃度（精子数(n)/mL）×精液量（mL）で表される．

使用する計算板には，精液を希釈して測定する血球計算板（Bürker-Türk計算板や改良型Neubauer計算板）や，精液を希釈しないで測定するMaklerの計算板などがある．

1 血球計算板を用いる精子濃度測定法

①液状化した精液をよく混和後，精子運動率算出時の顕微鏡所見（400倍）にて希釈倍率を決定する．精子数が15個/HPF以下の場合は5倍，15～40個/HPFでは10倍，40～200個/HPFでは20倍，200個/HPF以上では50倍希釈とする．

②精液を100 μLとり，希釈率にあわせて希釈液を加える．希釈液には，Macomber-Sanders液（重炭酸ナトリウム5.0 g，20倍希釈ホルマリン1 mLに100 mLの蒸留水を加えて調製）や，0.1%Triton-100（Triton-100 1 mLを生理食塩水1 Lに溶解）を用いる．また，位相差顕微鏡を用いないときには，希釈液1 Lに対してトリパンブルー0.25 gあるいはゲンチアナバイオレット5 mLを加える．

③十分に混和後，計算板に流し，3～4分静置後，頭部を目安に測定する．Bürker-Türk計算板を使用した場合には中央16個の中区画を，改良型Neubauer計算板を使用した場合は中央25個の中区画の精子数を数える．

＜精子濃度の計算＞

Bürker-Türk計算板

　1 mL中の精子数＝カウントした精子数×25/16×希釈倍数×10^4

改良型Neubauer計算板

　1 mL中の精子数＝カウントした精子数×25/25×希釈倍数×10^4

2 Maklerの計算板（Makler counting chamber）を用いる精子濃度測定法

精液を希釈する必要がなく，原液で，精子濃度測定と同時に運動率の測定をすることができる精液専用の計算板である．

計算板の深さは0.01 mm，上下2枚の硬質ガラスで構成され，カバーガラスの中央部1 mm^{2}内に0.1×0.1 mmの格子100個が刻まれている（図9-Ⅳ-1）．カバーガラスをかけたとき，中央の計算室とカバーガラスの間に10 μLの隙間がつくられる．

液状化した精液をピペットで泡立てないようによく混和し，基盤ガラス上に1滴落とし，4個の水晶片の上にカバーガラスをのせ，ニュートンリングを確認後，200倍で算定する（精子原液を50～60℃の温水で不動化させてから算定することもある）（図9-Ⅳ-2）．

精子濃度は一般的に，10区画内の精子数×10^6＝精子数/1 mLである．精子数が多い場合には，1区画0.0001 mm^{3}中の精子数を計測する．その数に10^7を乗じることで精子濃度が求められる．一方，精子数が少ない検体の精子濃度は，全格子100区画内の精子数×10^5＝精子数/1 mLで求める．

> **Maklerの計算板の問題点**
> ①100×10^6/mL以上の精子濃度では希釈が必要となる．
> ②10 μm以上のゴミが混入した場合には測定が不正確になる．
> ③計算板の長期の使用によりガラスの平面性が失われ不正確になる．
> そのため，ガイドラインならびに2010年WHOラボマニュアル（第5版）では，Maklerの計算板を用いた精子濃度測定は推奨されていない．

3 基準範囲

施設により1,000万～6,000万/mLと差がある．

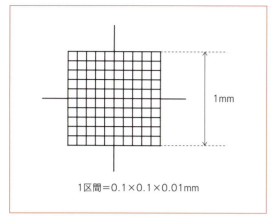

図9-IV-1　Maklerの計算板の格子角

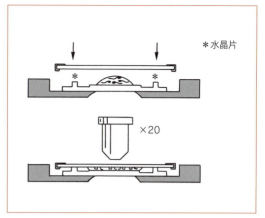

図9-IV-2　Maklerの計算板の断面

WHOの精子濃度の基準範囲は1,500万/mL以上である．総精子数は3,900万以上である．

精子減少症：健常者に比べて精子濃度が低下している場合．
無精子症：精子が全く認められない場合（精液を遠心して，沈渣中にも精子がないことを確認する）．

V 精子の運動率と生存率

1 運動率

精子の運動率（motility）を検査するうえで大切なことは，検査までの時間と温度であり，採取後1時間以内に測定しなくてはならない．精子の運動率は時間経過とともに低下し，20℃以下では運動に障害をきたすからである．精子数と同様に，液状化してから検査する．

精子の運動には主に，前進，旋回，振子の3運動があり，前進運動が正常で，ほかは精子の衰弱時の運動といわれている．WHOの基準では，以下のように分類される．

①**前進運動精子**（progressive；PR）は，速度にかかわりなく非常に活発に直線的にあるいは大きな円を描くように動いている精子．

②**非前進運動精子**（non progressive；NP）は，前進性を欠いたさまざまな運動性を有する精子．たとえば，小さな円を描くように動く，精子頭部の位置をほとんど動かすこともできない程度の尾部の運動性，鞭毛運動だけが観察される精子．

③**不動精子**（immotility；IM）は，動きがみられない精子．

運動率は①＋②が全体に占める割合（％）を求める．

1）運動率の測定方法

（1）スライドガラスによる測定

①十分に液化し，混和均一化した精液 10 μL を 37℃に加温したスライドガラスにのせ，カバーガラス（22×22 mm）でおおう．

②100 倍で精子が均一に分布していることを確認したのち，400 倍で精子の運動を確認する．観察には位相差顕微鏡を用いる．観察視野 5 カ所以上を観察して精子数を 200 個以上確認する．ガイドラインでは，標本を 3 枚作製し，その平均を求めることを推奨している．

$$運動率 = \frac{運動精子数}{運動精子数 + 非運動精子数} \times 100(\%) = \frac{PR+NP}{PR+NP+IM} \times 100(\%)$$

（2）Makler の計算板を用いる測定

精子濃度測定と同時に行う．

（3）自動分析装置（computer aided sperm analysis；CASA）による測定

Makler の計算板と位相差顕微鏡を使用し，精子運動の各種パラメータを自動的に解析する．測定者の主観，熟練度に左右されず，処理能力に優れている．

（4）前進運動率（直進率）の測定

前進運動精子（PR）が全体に占める割合（%）を求める．

（5）基準範囲

報告者により 30%から 70%と差が大きい．

WHO による総運動率（PR+NP）の基準範囲は 40%以上である．また，前進運動率は 32%以上である．

精子運動率の低下している状態を精子無力症といい，運動率が低い場合，死滅精子と生存精子の分別を eosin・nigurosin（エオジン・ニグロシン）染色により行う．生存精子はエオジンに染まらないが，死滅精子は染色されるため分別できる．

2　生存率

不動精子（IM）が多い場合に生存率の測定を行う．生理食塩水 100 mL にエオジン Y 0.67 g を溶解した染色液で染色後，鏡検して，染色された死滅精子と無染色の生存精子の比を算出する．WHO の基準範囲は 58%以上である．

Ⅵ 形態検査

精子形態は妊孕能を知るうえで重要な検査である．

WHO の分類では，精子の形態異常は**図 9-Ⅵ-1** に示すように，①頭部異常，②頸部・体部異常，③尾部異常，④細胞小滴異常の 4 つに大別される．これらのうち，頭部の異常形態が最も多い．形態分類には多くの方法があり，各施設により異なるが，主として頭部の形態により分類されている．

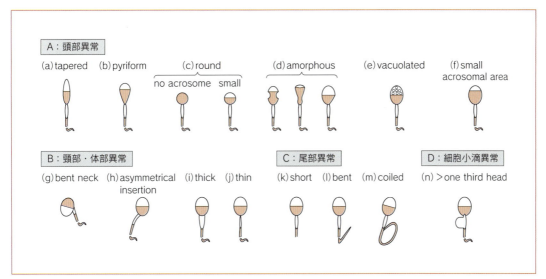

図9-Ⅵ-1 形態異常精子のシェーマ（WHO，2010年）

1 検査法

　動きを止めた精子は無染色（生標本として）でも顕微鏡下（×400）で識別可能であるが，より詳細には，塗抹標本の染色が適している．塗抹は引きガラス法で行い，塗抹後に乾燥させる．WHOラボマニュアルでは，Papanicolaou染色やShorr（ショール）染色，あるいはDiff-Quik（ディフ・クイック）染色が推奨されている．観察は400倍で行い，奇形率は100〜200個の精子の観察を行い，次式で算出する．

$$奇形率 = \frac{形態異常精子}{形態異常精子＋正常精子} \times 100（\%）$$

2 基準範囲

　報告者により異なり，精子奇形率は10%から50%までの報告があるが，30%未満としている施設が多い．なお，WHOラボマニュアルでは，精子奇形率ではなく精子正常形態率が採用されている．精子正常形態率の基準範囲は4%以上である．

Ⅶ 精液中白血球

　膿精液症の場合，精液中に白血球が多く存在する．白血球と未熟な精細胞を鑑別するためにペルオキシダーゼ染色を行う．白血球数の算定には白血球計算板を用いる．ペルオキシダーゼ陽性白血球の基準範囲は$1 \times 10^6/mL$未満である．

表 9-Ⅷ-1　WHOによる精液所見に対しての下限基準値（5パーセンタイルと95％の信頼範囲）（2010）

パラメータ	下限基準値
精液量（mL）	1.5（1.4〜1.7）
総精子数（百万/射精量）	39（33〜46）
精子濃度（百万/mL）	15（12〜16）
総運動率（PR＋NP，％）	40（38〜42）
前進運動率（PR，％）	32（31〜34）
生存率（生存精子，％）	58（55〜63）
精子形態（正常形態，％）	4（3.0〜4.0）
他の基準値	
pH	≧7.2
ペルオキシダーゼ陽性白血球（百万/mL）	＜1.0

Ⅷ 精液検査の意義と評価

　男性不妊症が不妊症全体に占める割合は，諸家の報告によると40〜50％になるといわれ，一般に考えられているよりも多い．男性不妊症の原因を大別すると，①造精機能障害，②精路通過障害，③副性器障害，④性機能障害，⑤精子異常の5つに分類される．なかでも最も多いのが造精機能障害で90％以上を占めると考えられ，特に重要である．

　精液検査の基準範囲は，施設，検査者によって多少の差がみられるのが現状である．参考までにWHOより提案されている下限基準値（2010）（**表9-Ⅷ-1**）を示した．これは3大陸8カ国を対象として得られたデータから作成された基準値である．わが国の基準範囲は，日本泌尿器科学会が報告した「精液検査標準化ガイドライン」（2003）がもととなっている．

　精液所見が正常か異常かの判定はそれほど単純なものではない．検査所見が，無精子症であったり，極端に少ない精子減少症であれば，男性不妊症と診断できる．しかし，精液所見が基準範囲内にあっても，近い過去に妊娠の実績がなければ妊孕性が証明された精液とはいえない．また，精子数が少なく，基準範囲下限かそれ以下の値の場合には判定が困難となる．実際に，精子減少症と考えられる低濃度の精液でも妊娠可能な場合があるからである．

　このように，精子妊孕能の評価には，従来の精液検査は不可欠であるが，検査所見が実際の精子受精能を必ずしも反映しないことが明らかになったため，より正確な評価には精子が卵子に進入する能力，すなわち精子機能検査が必要となる．

> **男性不妊症の原因**
> ①造精機能障害：精子形成に異常がある（非閉塞性無精子症，乏精子症）．
> ②精路通過障害：精巣内でできた精子を運べない（閉塞性無精子症，先天性精管欠損）．
> ③副性器障害：精液がつくられない（無精液症）．

第10章 その他の体液

I 気管支肺胞洗浄液

気管支肺胞洗浄液（bronchoalveolar lavage fluid；BALF）は，気管支肺胞洗浄（bronchoalveolar lavage；BAL）によって得られた，末梢気道由来の細胞成分，液性成分，吸入粉塵および病原微生物を含む液体である．これを用いて，呼吸器疾患における病態の解析および診断を行う．

(1) 検体の取り扱い
洗浄液回収後，1時間以内にすみやかに滅菌ガーゼ1～2枚で濾過し，粘液物質を除去して細胞数算定用の検体を作製する．

(2) 一般的性状
通常，無色であることが多い．米のとぎ汁様の白濁したBALFは肺胞蛋白症が考えられる．

(3) 細胞数算定
第8章穿刺液「V 細胞学的検査 1 細胞数算定」を参照．気道の上皮細胞を除外した有核細胞数を算定する．

(4) 細胞分類
①塗抹標本の作製法
＜引きガラス法＞
細胞数算定後の検体を500 g，5分間遠心し，上清を除去して沈渣を作製する．沈渣をスライドガラスに滴下し，引きガラス法にて塗抹する．引き終わりに細胞が集簇しやすいため，引き終わりは止めることが大切である．塗抹後はすみやかに冷風乾燥する．

＜細胞遠心法（サイトスピン法）＞
第4章脳脊髄液「Ⅳ 細胞学的検査 3 塗抹標本の作製法」を参照．

②染色法
第4章脳脊髄液「Ⅳ 細胞学的検査 3 塗抹標本の作製法」を参照．

③鏡検
400倍または1,000倍で比較的均一に塗抹された部分の視野を選び，上皮細胞以外の500～1,000個の有核細胞を数え，比率を算定する．BALFに認められる細胞の例を写真10-Ⅰ-1，2に示す．

(5) 化学的検査
種々のサイトカイン，増殖因子，接着分子，KL-6やSPA（surfactant protein

検体採取法

BALFの採取は医師が行う．局所麻酔下で気管支ファイバースコープ（broncho fiberscope；BF）を経口的または経鼻的に挿入する．中葉または舌区のいずれかの亜区域支にスコープの先端を固定する．洗浄液には体温（36℃）程度に温めた無菌生理食塩水を用い，1回量50 mLの注入と吸引を3回繰り返し，洗浄液総量を150 mLとする．洗浄液の回収率は平均60％程度である．回収した洗浄液は，検査目的別にシリコンコーティングされた容器に小分けする．

細胞分類

マクロファージとリンパ球の鑑別が困難な場合は，エステラーゼ（esterase）染色を行う．CD4/CD8の算定には，FITC標識抗体を用い，免疫組織化学法で反応させる．

FITC：fluorescein isothiocyanate，フルオレセインイソチオシアネート

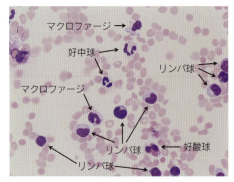

写真 10-Ⅰ-1　白血球（May-Grünwald Giemsa 染色，400 倍）

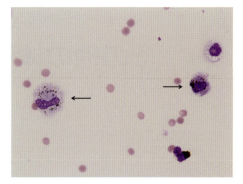

写真 10-Ⅰ-2　細胞質内に塵埃を含むマクロファージ（May-Grünwald Giemsa 染色，400 倍）

A）および SPD（surfactant protein D）などの生理活性物質が測定されている．しかし，臨床診断，予後や治療効果の指標として確立された成績はない．

(6) BALF 検査の意義と評価

　健常非喫煙者の細胞分類は，肺胞マクロファージ 85％以上，リンパ球 10〜15％，好中球 3％以下，好酸球 1％以下と報告されている．健常人と慢性喫煙者を比較すると，慢性喫煙者でマクロファージ/リンパ球比が高く，CD4/CD8 比が低くなる．

　疾患の鑑別には，リンパ球の増加と CD4/CD8 比が重要である．サルコイドーシスではリンパ球比率，CD4/CD8 比が上昇し，活動性の指標となる．CD4/CD8 比が 3.0 以上を基準とした場合，感度，特異度はそれぞれ 86％，75％である．しかし，ベリリウム肺，アルミニウム肺やアスベスト肺でも CD4/CD8 比が上昇するため，注意が必要である．通常，サルコイドーシスはリンパ球優位であることがほとんどであるが，まれに好酸球増多を示すこともある．ほかの疾患の CD4/CD8 比については，夏型過敏性肺炎では急性期，非急性期ともに低く，鳥関連過敏性肺炎では潜在発症の慢性型で高い．

Ⅱ 持続的外来腹膜透析排液

　持続的外来腹膜透析（continuous ambulatory peritoneal dialysis；CAPD）は，腹腔内にカテーテルを挿入して透析液を注入し，半透膜である腹膜を介して，拡散と浸透の原理で血液中に存在する尿毒症惹起物質と過剰な塩分や水分を除去する透析方法である（側注「CAPD システムの 1 例」参照）．透析液を 6〜8 時間貯留させ，その間持続的に透析を行う．透析液の交換（バッグ交換）は 1 日 4〜5 回行われ，腹腔内の透析液を体外に排出し，新しい透析液を注入する．検査室には，このバッグ交換した排液が提出される．

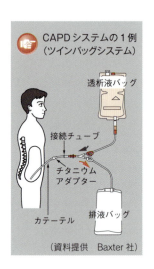

CAPD システムの 1 例（ツインバッグシステム）

（資料提供　Baxter 社）

(1) 検体の取り扱い

排液バッグに溜まった排液をよく振って混和し，ポビドンヨードで穿刺部位を消毒し乾燥後，無菌的に注射器で採取し，それぞれのスピッツに分注する．検査項目は，細胞学的検査，化学的検査，微生物学的検査などがあり，取り扱いは穿刺液と同様に行う．

(2) 一般的性状

通常，無色透明～淡黄色調であるが，腹膜炎では白濁しフィブリンの析出が認められる．カルシウム拮抗剤などを服用中の患者や脂質の多い食事摂取後には，白濁した排液を呈することがある．血性の排液は排卵期の女性患者で認められる．病的な場合では，被嚢性腹膜硬化症（EPS）の患者で血性の排液を呈することがある．

(3) 細胞数算定および細胞分類

第8章穿刺液「Ⅴ 細胞学的検査 1 細胞数算定」を参照．中皮細胞を除外した有核細胞数（nucleated cell counts；NCC）を算定する．基準範囲は5個/μL未満である．100個/μL以上は腹膜炎と診断される．NCC100個/μL以上，好中球50％以上の場合は，細菌性腹膜炎と診断する．自動腹膜透析（APD）の場合は貯留時間が短いため，NCC100個/μL未満でも白血球分画の好中球が50％以上の場合は細菌性腹膜炎と診断する．

排液が混濁している患者は腹膜炎を起こしていると考えるべきで，排液中の細胞数，細胞分類および排液の培養で確認できる．腹膜炎の診断，治療については，国際腹膜透析学会ガイドラインに則って行われている．細胞数算定時に多形核球が優位の場合，必ずしも好中球とはかぎらず，時に好酸球が優位となる好酸球性腹膜炎があるため注意が必要である．

(4) 化学的検査（生化学検査）

腹膜透析における透析効率の把握および病態の把握のために検査が行われる．適正透析の定量的評価方法としてKt/V（標準化透析量）を計算し，1.7以上を維持するように医師が透析方法を適宜調整している．CAPD排液中と尿中の蛋白量，ブドウ糖，電解質から，腹腔内吸収カロリー，腹腔内蛋白漏出量，塩分排泄量，Ca排泄量，P排泄量を把握し，医師と管理栄養士が患者の栄養指導を行っている．EPSのリスク因子として重要な排液中マーカーは，CA125，IL-6，血管内皮細胞増殖因子（VEGF）やFDPなどである．

(5) CAPD排液検査の意義と評価

CAPDの長所は，血液透析に比較して残存腎機能が保持されること，尿毒症惹起物質の除去効果がよいこと，日常生活への復帰が容易であることなどである．しかし，カテーテルのトンネル感染，出口部感染によって腹膜炎が発症することや，腹膜透析の長期継続によってEPSリスクが高まるなどの問題点もある．腹膜炎時の排液は，白血球の増加と混濁が特徴的である．その混濁は，白血球の増加，中皮細胞の排出，フィブリンの析出，毛細血管からの蛋白の流出などにより生じる．

 中皮細胞診断

腹膜透析は，長期継続によって腹膜硬化症および被嚢性腹膜硬化症（encapsulating peritoneal sclerosis；EPS）が起こるなどの問題点がある．このような問題を予防するためのCAPD中止基準として，中皮細胞診断がある．巨大化した中皮細胞の排出は腹膜の劣化を示唆する所見であり，その面積が350 μm² 以上はEPS発症のリスクである．4時間以上貯留した排液100 mLを500g，5分間遠心分離し，上清を除去して沈渣を作製する．遠心集細胞（サイトスピン）法を用いて遠心塗抹し，May-Grünwald Giemsa染色を行って中皮細胞の面積を観察する（写真10-Ⅱ-1, 2）．

APD：automated peritoneal dialysis

 好酸球性腹膜炎

好酸球性腹膜炎の場合は，治療は行わず経過観察となる．好酸球性腹膜炎の原因としては，腹膜透析（PD）システム（カテーテル，イコデキストリン，滅菌方法）や薬剤性（バンコマイシン塩酸塩など）がある．

 Kt/V

Kt/V（Kは尿素のクリアランス，tは透析時間，Vは体液量[体重の60％]）は，腹膜透析における老廃物（低分子物質である尿素）の除去の指標であり，1週間でどのくらい除去されているかを確認する．Kt/V＝（[総排液中の尿素濃度]／[血液中の尿素濃度]×[1日の総排液量]×7日間）／体液量の式から求める．1週間のKt/Vは，1.7以上を目標とする．

IL-6：interleukin-6

VEGF：vascular endothelial growth factor

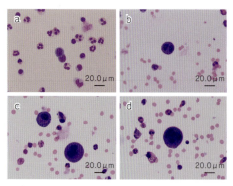

写真10-Ⅱ-1　中皮細胞（May-Grünwald Giemsa 染色，400倍）

a：window が確認できる細胞，b：2核細胞，c：3核細胞，d：5核細胞．

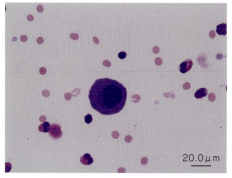

写真10-Ⅱ-2　大型の中皮細胞（May-Grünwald Giemsa 染色，400倍）

Ⅲ 羊水

　羊水は，妊娠後半の時期になると，胎児の尿，種々の分泌腺からの分泌物，臓器還流液，剥離細胞などが混じり合うようになるため，胎児のさまざまな情報を含んでいる．羊水検査は，特定の胎児病の診断や，胎児の臓器成熟度を判定するために行われる．

(1) 検体の取り扱い

　採取した羊水は，ビリルビンの光酸化を防ぐため遮光された容器に入れる．細胞遺伝学的あるいは微生物学的検査を実施する場合は，無菌的に採取し滅菌スピッツに入れる．検体は，細胞培養や染色体検査用は37℃または室温保存，リン脂質検査用は冷蔵保存してすみやかに検査室に搬送する．

(2) 一般的性状

　通常，無色透明〜淡黄色調であるが，明瞭な黄〜黄麦色を呈する場合はビリルビンの影響が考えられる．緑色は胎便の存在を意味する．また，妊娠初期は透明であるが，妊娠が進むにつれて胎児由来の細胞，髪の毛や脂などにより混濁する．

(3) 化学的検査

　採取された検体が羊水であるか，膀胱から吸引された尿であるかを鑑別する必要がある場合に検査が実施される．妊婦が糖尿病や腎疾患でない場合，尿には蛋白質や糖は含まれず，高濃度のクレアチニンと尿素が含まれる．それに対し，羊水には蛋白質や糖が含まれる．Down症の確定診断として，羊水を用いた染色体検査やマイクロアレイ検査が実施される．

(4) 羊水検査の意義と評価

　胎児病の診断や胎児の臓器成熟度の判定，破水診断や出生前診断に役立てることができる．

検体採取法

羊水の採取は医師が行う．23ゲージ（G）穿刺針を用いて，仰臥位にて経腹超音波ガイド下で腹部を穿刺し，羊水腔から10〜20mLを吸引採取する．経腟的羊水穿刺は，細菌感染の危険性が高いため実施を控えるべきである．

化学的検査

胎児肺成熟度や胎児肺の状態を評価する場合には，ホスファチジルコリン，スフィンゴミエリンやホスファチジルグリセロールが測定される．破水診断では，インスリン様成長因子結合蛋白（insulin-like growth factor binding protein-1；IGFBP-1）やα-フェトプロテイン（α-fetoprotein；AFP）が，市販キットでも測定される．

IV 鼻汁，汗，粘液

　鼻汁中の好酸球の有無は，鼻炎がアレルギー性か非アレルギー性かの鑑別に重要な役割を果たしている．特にアトピー性アレルギーにおいて著明に増加する．好酸球の増加は発作後 30 分くらいから始まり，数時間でピークを迎え，その後次第に減少する．好酸球は，発作直後に湧出する水性の鼻汁には少なく，湧出がおさまったあとの粘性を増した鼻汁に増加がみられる．

　汗は前汗腺性神経の異常，汗腺の欠損および障害，炎症や浮腫による汗腺の圧迫，汗孔の角栓に起因する汗の通過障害などを，粘液は呼吸器および消化器疾患などを把握するために検体として用いられるが，実際に検査を実施する頻度は低いため，本項では鼻汁を中心に述べる．

(1) 一般的性状

　通常，無色透明〜淡黄色調であり，鼻粘膜を湿潤する程度に分泌される．鼻腔あるいは副鼻腔に病的変化があると性状が異なる（**表 10-IV-1**）．

(2) 化学的検査

　鼻アレルギー鼻汁と副鼻腔炎鼻汁の鑑別に，総蛋白，アルブミン，免疫グロブリン（IgA，IgG，IgM）などが測定される．

(3) 細胞分類

　鼻汁の数カ所を綿棒で採取し，スライドガラスの上に薄く引き伸ばすように塗抹する．その後，Hansel（ハンセル）染色や Giemsa 系染色を行い，好酸球を確認する．

(4) ウイルス検査

　インフルエンザ A，B，パラインフルエンザ 1，2，3 や RS，麻疹の各ウイルスについて検査が実施される．

(5) 鼻汁検査の意義と評価

　アレルギー性，非アレルギー性疾患の鑑別，小児における急性気管支炎，細気管支炎や肺炎の病因微生物の推定に鼻汁が用いられ，早期診断，治療に役立てることができる．

鼻汁の検体採取法

直接採取法には，食品包装用ラップや薬包紙などの水分を吸収しないものを用いて鼻をかませる方法と，中耳腔貯留液採取管を用いる吸引採取法がある．洗浄法は，生理食塩水を鼻粘膜に噴霧し鼻汁を採取する．誘発法は，メサコリンやヒスタミンを用いて鼻汁分泌を誘発させ採取する．採取された鼻汁は粘性が強いため，可溶化が必要である．可溶化物質には，N-アセチルシステインやβ-メルカプトエタノールなどがある．測定する物質によって，可溶化法を選択する．

検体採取

法改正（平成 27 年 4 月 1 日施行）により，臨床検査技師の業務として，鼻腔吸引用器具，綿棒やスワブなどを用いた鼻腔拭い液，鼻咽頭拭い液や鼻腔吸引液などの採取が認められ，検体採取が臨床検査技師の業務として重要になった．

表 10-IV-1　鼻汁の性状と病変

漿液性	急性鼻炎の初期，鼻アレルギー
粘液性	急性鼻炎の中期，慢性鼻炎
粘液膿性	急性鼻炎の末期，鼻中隔彎曲症，急性副鼻腔炎
膿性	慢性副鼻腔炎
血性	異物，悪性腫瘍

Ⅴ 関節液

関節液は，血漿からの滲出液と滑膜で分泌されたグリコサミノグリカン（約3/4 はヒアルロン酸，1/4 はコンドロイチン硫酸）からなる体液である．正常では細胞に乏しく，少量である．しかし，関節になんらかの病変が生じると，関節液の量は増加し，組成が変化する．関節液検査は簡便かつ安価な方法であり，少量の関節液からでも外観，結晶同定，Gram 染色などによって確定診断につながる場合もある．このため，現在でも臨床の現場でよく用いられている．

(1) 検体の取り扱い

関節液が採取されたら，採取量と外観をよく観察する．すみやかに未処理検体を無菌的に微生物検査用のスピッツに入れる．残った関節液は，検査項目に応じて前処理を行う．通常，未処理検体で細胞数算定および細胞分類と結晶の有無の確認を行う．結晶同定検査に用いる検体は，4℃で数週間保存が可能である．しかし，時間経過によりほかの結晶が析出し，鑑別困難となるのでできるだけすみやかに検査する．細胞数算定および細胞分類は，数時間で細胞の減少および崩壊が生じるため，原則的に保存できない．化学的検査用検体は−20℃で凍結保存する．補体や特殊な酵素を検査するための検体は，未処理で−70℃に凍結保存する．

(2) 一般的性状

①液量

正常関節液は 3.5 mL 未満であり，穿刺しても採取されることはなく，少量でも採取された場合は病的と考えてよい．関節液の貯留量は，全身性エリテマトーデスやリウマチ熱などでは少なく，関節リウマチで炎症が強い場合に大量に増加することがある．シャルコー関節症では，頻回に大量の関節液が貯留する．

②色調と混濁

正常関節液は無色〜淡黄色で透明である．非炎症性の関節液では黄色透明，炎症性では黄色混濁である．化膿性では膿状を呈することが多い（**写真 10-Ⅴ-1**）．血性の場合は，外傷，腫瘍，血友病などの血液疾患などを考える．

③比重

正常関節液の比重は 1.008〜1.015 であるが，炎症が強くなると 1.020 以上になることが多い．

④粘稠度

粘稠度は，注射器のシリンジをゆっくり押して関節液を 1 滴落として判定する drip test で確認する．ヒアルロン酸の濃度に左右され，正常および非炎症性の関節液は粘稠度が高く，3〜5 cm の糸を引くように落ち，炎症性および化膿性の関節液は粘稠度が低く，水滴のように落下する．

(3) 細胞数算定および細胞分類

細胞数算定，細胞分類および標本作製法については，第 8 章穿刺液「Ⅴ 細

検体採取法

関節液の採取は医師が行う．関節液は粘稠であるため 18〜20 G の注射針を用いるが，より細い注射針を用いる場合もある．外来で最も多く穿刺が行われるのは膝関節である．次いで肘関節，足関節，肩関節などで行われる．股関節は関節超音波ガイド下での穿刺が推奨される．関節液が少ない場合は，生理食塩水を5〜10 mL 注入しよく関節を動かしたのちに採取するが，清潔手技に特に注意すべきである．

検体処理法

粘稠性が強い場合は，ヒアルロニダーゼもしくはヒアルロニダーゼを加えた抗凝固剤（ヘパリン）入り採血管に入れる．関節液 1 mL に対して 25 単位または 50 単位のヘパリンを添加すると，採取後の結晶やフィブリン塊の形成を防ぐことができる．抗凝固剤として EDTA を使用すると，カルシウム塩が EDTA と錯体を形成し，ピロリン酸カルシウム（CPPD）結晶が溶解してしまうため，原則的に使用できない．

ヒアルロニダーゼ処理

ヒアルロニダーゼ 10 mg を生理食塩水 6 mL に溶解し，100 μL ずつに子分注して凍結保存する．使用時に溶解し，検体に混ぜ転倒混和すると粘稠性がなくなる．

胞学的検査」を参照．関節液における細胞数算定および細胞分類は，関節液が炎症性，非炎症性，化膿性かを鑑別するために行われる．正常関節液の細胞数は平均60/μL程度で，200/μL未満である．炎症性は2,000〜100,000/μLで，化膿性は100,000/μL以上となる．非感染性の炎症性関節液でも100,000/μL以上になることがある．しかし，60,000/μL以上の場合は感染を疑ったほうがよい．

細胞分類については，正常で単球あるいはマクロファージが60％，リンパ球が30％，好中球が10％である．通常，多形核球は25％未満であり，総細胞数にかかわらず好中球が95％以上の場合は化膿性関節炎が疑われる．好酸球については，アレルギー反応，寄生虫疾患，ライム病などでは分画の2％以上を占めることがある．リンパ球は，早期の関節リウマチ，ウイルス性関節炎や全身性エリテマトーデスで認められる．マクロファージは，化膿性関節炎で多くの好中球とその崩壊像が認められるときに出現していることが多い．

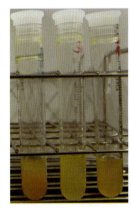

写真10-V-1 関節液の性状例

(4) 結晶検査

化膿性関節炎と結晶誘発性関節炎は，細胞数および細胞分類の所見が類似することや，X線検査では尿酸結晶が写らないなど鑑別が困難であり，これらの病態鑑別には結晶成分の同定が有用となる．結晶は，関節液の原液もしくは500g，5分で遠心した沈渣を1滴スライドガラスに滴下して，アナライザ（検出板），ポライザ（偏光板）および鋭敏色板からなる鋭敏色偏光顕微鏡装置で観察し鑑別する．

結晶誘発性関節炎でよくみられる尿酸ナトリウム（MSU）結晶は，長い針状の結晶で負の複屈折性を示す．結晶の長軸が鋭敏色板（Z'軸）と平行で黄色，垂直で青色を呈し，痛風関節炎で認められ診断的価値が高い．ピロリン酸カルシウム（CPPD）結晶は，平行四辺形の結晶で正の複屈折性を示す．結晶の長軸が鋭敏色板（Z'軸）と平行で青色，垂直で黄色を呈し，偽痛風で認められる．MSU結晶とCPPD結晶の比較を図10-V-1に示す．そのほか，慢性的に貯留する関節液中にコレステロール結晶を認めることがある．

MSU : monosodium urate

CPPD : calcium pyrophosphate dihydrate

(5) 化学的検査

関節液中の総蛋白，糖，補体などの測定が行われることがある．関節液中の総蛋白は，血漿値の1/3で正常で約1.7 g/dLであるが，炎症性関節液で増加する．関節リウマチでは，関節液中の糖が血糖値の1/2以下であることが多い．補体値は血清では正常でも，関節液では低値である．全身性エリテマトーデスの補体値は，血清，関節液ともに低値を示す．

(6) 関節液検査の意義と評価

関節液の分類により，関節炎が非炎症性，炎症性，化膿性，出血性なのかを鑑別することができ，早期診断，治療に有用である．

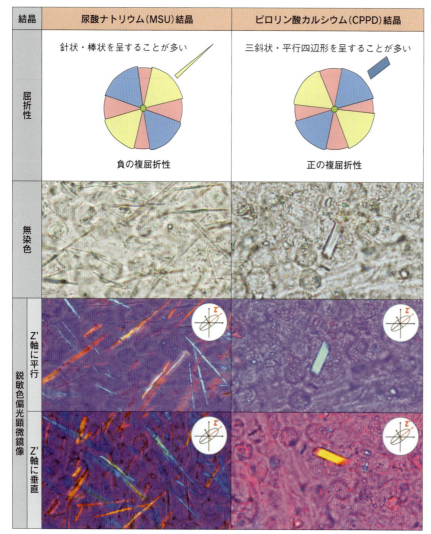

図 10-V-1　尿酸ナトリウム（MSU）結晶とピロリン酸カルシウム（CPPD）結晶
無染色像，鋭敏色偏光顕微鏡像ともに 400 倍.
（山下美香：関節液検査の臨床的意義とポイント. Medical Technology, **42**（8）：814〜821, 2014.）

VI 膣分泌液

　膣分泌物は膣内に貯留する分泌物の総称であり，子宮頸管粘液，膣壁からの剥離細胞，外陰部の皮脂腺，汗腺，バルトリン腺，スキーン腺からの分泌物などに由来する．膣内は，常在する乳酸桿菌（*Lactobacillus*）により，正常な状態が維持されている．

（1）一般的性状

　通常，健康で月経中でなければ，分泌液を自覚することは少ない．カンジダ症では白色で擬乳様，膣トリコモナス症では黄緑色で泡沫状，細菌性膣症では灰色で均質性である．

検体採取法

膣分泌液の採取は医師が行う．内診台上砕石位にて膣鏡を挿入し，無菌的に滅菌綿棒などを用いて分泌液を採取する．

微生物学的検査

細菌性膣症の診断には，膣分泌物培養検査，Amsel の診断基準，Nugent スコアが有用である．Amsel の診断基準では，①膣分泌物の性状，②clue cell の存在，③アミン臭の有無，④pH が 4.5 以上の 4 項目のうち 3 項目が満たされた場合に，Nugent スコアでは，膣分泌物の Gram 染色で各視野に認められる *Lactobacillus*, *Gardnerella*, *Mobiluncus* の菌数をスコア化し，合計スコアが 7 点以上の場合に細菌性膣症と診断する．

(2) pH

腟内は pH 3.8～4.4 であり，一般の細菌が繁殖できない環境である．しかし，細菌性腟症や腟トリコモナス症では，pH5.0 以上となる．腟トリコモナス症と診断された患者では，ほかの病原微生物が検出されることがあり，混合感染を呈していることが多い．

(3) 腟分泌液検査の意義と評価

カンジダ症，腟トリコモナス症，細菌性腟症は，臨床症状が類似している．しかし，治療法は異なるため，腟分泌液検査により原因微生物を同定することは，早期診断，治療に有用である．

第11章 結石（calculus）

I 基礎知識

　臓器内で物質が結晶化することにより結石が形成される．一般的な結石として尿路結石と胆石があげられ，ほかには，膵石，胃石，腸石，前立腺石，唾液腺石などがある．結石の種類として，尿路結石では，シュウ酸結石，リン酸結石，尿酸結石，シスチン結石などがある．胆石では，コレステロール胆石とビリルビン胆石などがある．

II 一般的性状

　尿路結石の成分として，比較的高頻度にシュウ酸カルシウムがみられる．また，基礎疾患に高尿酸血症がある場合は尿酸結石が形成されやすく，慢性的な尿路感染症がある場合はリン酸結石を生じやすい．尿酸結石とリン酸結石は薬剤で溶解するが，カルシウム系結石を溶解することはむずかしい．
　胆石の成分は，コレステロールとビリルビンの2つに大別される．

III 検査法

　測定は，**赤外線吸収スペクトロフォトメトリ**で行われる．これは，結石の粉末と臭化カリウム（KBr）の粉末を混ぜ，乾燥などの前処理を行い，赤外線分析装置で測定して，赤外線スペクトルの波形から組成成分を調べるものである（図11-III-1）．

IV 結石検査の意義と評価

　結石の化学的組成を調べることは，結石が生じた原因解明につながり，再発を防止するための情報として有用である．先天性の疾患による結石もあるが，近年では食生活による生活習慣病と同様に位置づけられてきている．

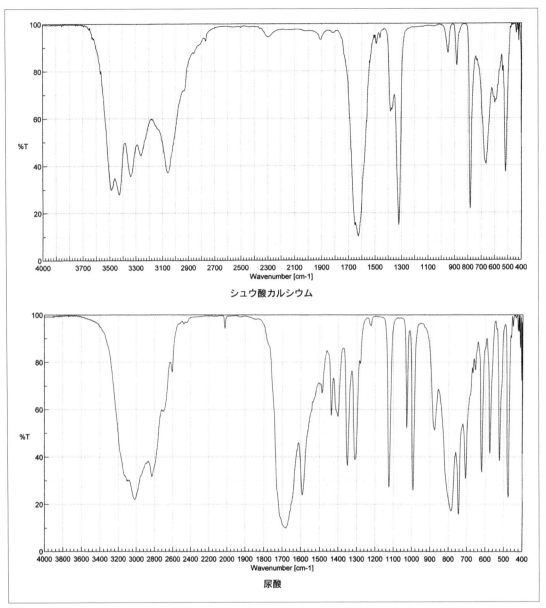

図 11-III-1　尿路結石の赤外線分析波形パターン

参考文献

● 2章

1) 河合　忠, 伊藤喜久, 堀田　修, 他：最新尿検査 その知識と病態の考え方. 48, メディカル・ジャーナル社, 2014.
2) Watson, C. J., Schwartz, S.：A simple test for urinary porphobilinogen. *Proc. Soc. Exp. Biol. Med.*, **47**：393〜394, 1941.
3) Puy, H., Gouya, L., Deybach, J. C.：Porphyrias. *Lancet*, **375**（9718）：924〜937, 2010.
4) Chandler, F. G., Harrison, G. A., Rimington, C.：Clinical Porphyrinuria. *BMJ*, **2**（4119）：1173〜1180, 1939.
5) Centerwall, S. A., Centerwall, W. R.：The discovery of phenylketonuria：the story of a young couple, two retarded children, and a scientist. *Pediatrics*, **105**：89〜103, 2000.
6) Medical Research Council Working Party on Phenylketonuria：Phenylketonuria due to phenylalanine hydroxylase deficiency：an unfolding story. *BMJ*, **306**：115〜119, 1993.
7) Guthrie, R.：Blood screening for phenylketonuria. *JAMA*, **178**：167, 1961.
8) Guthrie, R., Susi, A.：A simple phenylalanine method for detecting phenylketonuria in large populations of newborn infants. *Pediatrics*, **32**：338〜343, 1963.
9) Phornphutkul, C., Introne, W. J., Perry, M. B., et al.：Natural history of alkaptonuria. *N. Engl. J. Med.*, **347**（26）：2111〜2121, 2002.
10) Stoner, R., Blivaiss, B. B.：Reaction of quinone of homogentisic acid with biological amines. *Arthritis Rheum.*, **10**（1）：53〜60, 1967.
11) Tokuhara, Y., Shukuya, K., Tanaka, M., et al.：Detection of novel visible-light region absorbance peaks in the urine after alkalization in patients with alkaptonuria. *PLoS One*, **9**（1）：e86606, 2014.
12) Wolff, J. A., Barshop, B., Nyhan, W. L., et al.：Effects of ascorbic acid in alkaptonuria：alterations in benzoquinone acetic acid and an ontogenic effect in infancy. *Pediatr. Res.*, **26**（2）：140〜144, 1989.
13) 毛利真理子, 田中雅美, 影山祐子, 他：次亜塩素酸ナトリウムを用いたアルカプトン尿の簡易検査法. 医学検査, **64**（3）：324〜329, 2015.
14) Tokuhara, Y., Shukuya, K., Tanaka, M., et al：Absorbance measurements of oxidation of homogentisic acid accelerated by the addition of alkaline solution with sodium hypochlorite pentahydrate. *Sci. Rep.*, **8**（1）：11364, 2018.
15) Fernández-Cañón, J. M., Granadino, B., Beltrán-Valero de Bernabé, D., et al.：The molecular basis of alkaptonuria. *Nat. Genet.*, **14**：19〜24, 1996.
16) Bogan, K. L., Brenner, C.：Nicotinic acid, nicotinamide, and nicotinamide riboside：a molecular evaluation of NAD^+ precursor vitamins in human nutrition. *Annu. Rev. Nutr.*, **28**：115〜130, 2008.
17) Bearcroft, C. P., Farthing, M. J., Perrett, D.：Determination of 5-hydroxytryptamine, 5-hydroxyindoleacetic acid and tryptophan in plasma and urine by HPLC with fluorimetric detection. *Biomed. Chromatogr.*, **9**（1）：23〜27, 1995.
18) Goldstein, D. S., Eisenhofer, G., Kopin, I. J.：Sources and significance of plasma levels of catechols and their metabolites in humans. *J. Pharmacol. Exp. Ther.*, **305**（3）：800〜811, 2003.
19) Brunjes, S.：Catechol amine metabolism in essential hypertension. *N. Engl. J. Med.*, **271**：120〜124, 1964.
20) 佐藤辰男, 吉永　馨, 石田　望：Catecholamine の代謝産物の呈色反応を用いた Pheochromocytoma の新しいスクリーニング・テストに就いて. 最新医学, **16**：371〜374, 1961.
21) 清水不二雄：糸球体. 腎臓ナビゲーター（浦　信行, 柏原直樹, 熊谷裕生, 竹内和久編）. 24〜25, メディカルレビュー社, 2004.
22) CKD 診療ガイド 2012 改訂委員会委員：CKD 診療ガイド 2012（日本腎臓学会編）. 東京医学社, 2012.

● 8章

1) 奥村伸生, 森田 洋, 油野友二：3 穿刺液・髄液・精液検査, 臨床検査法提要（金井正光監修, 奥村伸生, 戸塚 実, 矢冨 裕編）. 第 33 版, 157～160, 金原出版, 2010.
2) Cheng, D.S., Rodriguez, R.M., Rogers, J., et al.：Comparison of pleural fluid pH values obtained using blood gas machine, pH meter, and pH indicator strip. *Chest*, **114**：1368～1372, 1998.
3) Light, R.W., Macgregor, M.I., Luchsinger, P.C., et al.：Pleural effusions：the diagnostic separation of transudates and exudates. *Ann. Intern. Med.*, **77**：507～513, 1972.
4) Romero, S., Martinez, A., Hernandez, L., et al.：Light's criteria revisited：consistency and comparison with new proposed alternative criteria for separating pleural transudates from exudates. *Respiration*, **67**：18～23, 2000.
5) 保科ひづる：穿刺液検査（胸水・腹水, 関節液）. 検査と技術, **42**（12）：1318～1322, 2014.
6) 脇田 満, 山里勝信：体腔液検査, 一般検査技術教本. 122～131, 日本臨床衛生検査技師会, 2012.
7) 林真一郎：胸腹水, 臨床検査のガイドライン JSLM2012 検査値アプローチ/症候/疾患（日本臨床検査医学会ガイドライン作成委員会編）. 128～130, 日本臨床検査医学会, 2013.

● 10章

1) 望月一郎：18 呼吸（気管支・肺）機能検査, 臨床検査法提要（金井正光監修, 奥村伸生, 戸塚 実, 矢冨 裕編）. 第 33 版, 1610～1611, 金原出版, 2010.
2) 保科ひづる：気管支肺胞洗浄液の一般検査. 検査と技術, **35**(13)：1425～1432, 2007.
3) 稲垣清剛, 稲垣勇夫：一般検査領域における穿刺液細胞アトラス（伊藤機一監修）. 37～38, 医歯薬出版, 1994.
4) Meyer, K.C., Raghu, G., Baughman, R.P., et al.：An official American Thoracic Society clinical practice guideline：the clinical utility of bronchoalveolar lavage cellular analysis in interstitial lung disease. *Am. J. Respir. Cirt. Care Med.*, **185**(9)：1004～1014, 2012.
5) 長井苑子, 半田知宏：びまん性肺疾患, 診断と治療の進歩, Ⅰ診断の進歩, 3 気管支肺胞洗浄液解析の意義. 日内会誌, **95**：993～997, 2006.
6) Oda, K., Ishimoto, H., Yatera, K., et al.：Relationship between the ratios of CD4/CD8 T-lymphocytes in the bronchoalveolar lavage fluid and lymph nodes in patients with sarcoidosis. *Respiratory Investigation*, **52**（3）：179～183, 2014.
7) 中村和芳, 一安秀範, 石塚志穂, 他：胸水および気管支肺胞洗浄液中に好酸球増多を伴ったサルコイドーシスの 1 例. 気管支学, **36**（5）：461～465, 2014.
8) Li, P.K., Szeto, C.C., Piraino, B., et al.：Peritoneal dialysis-related infections recommendations：2010 update. *Perit. Dial. Int.*, **30**（4）：393～423, 2010.
9) 石木良治, 永野正史, 梅津道夫, 他：CAPD 導入期に発症した好酸球性腹膜炎の 5 例. 透析会誌, **26**（1）：89～92, 1993.
10) 宗像 優, 森川昌平, 澤田桐子, 他：当院で経験した好酸球性腹膜炎の 2 例, 腎と透析 77 巻別冊 腹膜透析 2014. 159～160, 東京医学社, 2014.
11) Yamamoto, T., Nagasue, K., Okuno, S., et al.：The role of peritoneal lavage and the prognostic significance of mesothelial cell area in preventing encapsulating peritoneal sclerosis. *Perit. Dial. Int.*, **30**（3）：343～352, 2010.
12) Yamamoto, T., Izumotani, T., Otoshi, T., et al.：Morphological studies of mesothelial cells in CAPD effluent and their clinical significance. *Am. J. Kidney Dis.*, **32**（6）：946～952, 1988.
13) Sampimon, D.E., Korte, M.R., Barreto, D.L., et al.：Early diagnostic markers for encapsulating peritoneal sclerosis：a case-control study. *Perit. Dial. Int.*, **30**（2）：163～169, 2010.
14) Moriishi, M., Kawanishi, H.：Fibrin degradation products are a useful marker for the risk of encapsulating peritoneal sclerosis. *Adv. Perit. Dial.*, **24**：56～59, 2008.
15) 横山 貴, 谷口敦夫：関節液検査, 一般検査技術教本. 132～140, 日本臨床衛生検査技師会, 2012.

16) 池本正生, 深津敦司, 芝紀代子監訳：ブルンツェル 尿・体液検査―基礎と臨床―. 247～255, 西村書店, 2007.
17) 奥村伸生：3 穿刺液・髄液・精液検査, 臨床検査法提要（金井正光監修, 奥村伸生, 戸塚 実, 矢冨 裕編）. 第33版, 165～168, 金原出版, 2010.
18) 保科ひづる：穿刺液検査（胸水・腹水, 関節液）. 検査と技術, **42**（12）：1322～1326, 2014.
19) 山下美香：関節液検査の臨床的意義とポイント. *Medical Technology*, **42**（8）：814～821, 2014.
20) 三鴨廣繁, 山岸由佳：トリコモナス症・性器カンジダ症. 臨産婦, **67**：52～57, 2013.

索引

和文索引

あ

アスコルビン酸	32
アセト酢酸	23
アセトン	23
アセトン体	23
アドレナリン	43
アミロイド円柱	72
アルカプトン	39
アルカプトン尿症	39,41
亜硝酸塩	31
青いおむつ症候群	47
悪性黒色腫	45
汗	141
圧測定	101

い

イクトテスト	25
イチゴゼリー状粘血便	90
イヌリンクリアランス	48
イムノクロマト法	93,95
インジカン	46
インドール	89,91
インドキシル硫酸カリウム	46
胃ゾンデ	113
胃液	113
異型細胞	65
一滴法	44
一般検査	1
一般用検査薬	2,34
咽頭拭い法	107

う

ウロビリノゲン	26
ウロビリン	26,90
ウロビリン体	26
ウロビリン体定性試験	95
ウロポルフィリン	35

え

エールリッヒのアルデヒド試薬	27,36
エールリッヒのアルデヒド法	27
エステラーゼ反応	31
エピネフリン	43
円柱	66,68
円柱上皮細胞	65
円柱類	54,56,66
鉛筆状便	90
塩類・結晶円柱	72
塩類・結晶類	55,56,74

お

オーバーフロー蛋白尿	20,21
オーベルマイヤー試薬	47
オーベルマイヤー法	47
黄色髄液	101

か

カテーテル尿	8,50
カテコールアミン	43
カテコールアミン産生腫瘍	45
カルチノイド症候群	42
ガスクロマトグラフィ/質量分析	34
ガスクロマトグラフィ/質量分析計	41
ガスリー法	39
ガラス電極法	16
化学的検査法（糞便）	92
過酸	116
顆粒円柱	68,70
改良型 Neubauer 計算板	124,132
核内封入体細胞	65
喀痰	107
喀痰溶解剤	107

傘型遠心器	51
褐色細胞腫	45
硝子円柱	66,68
肝胆汁	117
間接ビリルビン	25
関節液	142
簡易検査	2

き

キサントクロミー	101
キングスベリー・クラーク法	19
気管支洗浄法	107
気管支肺胞洗浄	137
気管支肺胞洗浄液	137
希釈尿	15
起床第1尿	6
起立性蛋白尿	6,20
寄生虫検査	90
寄生虫卵	97
寄生虫類	55,56,78
基礎酸分泌量	115,116
輝細胞	58
偽陰性	12,13
偽陽性	12,13
胸腔穿刺法	121
胸水	121,127
強拡大	54
鏡検法	53
凝固点降下	15
凝固点降下法	15
凝集法	93
均一赤血球	56
金コロイド凝集法	93
筋線維	96

く

クマシーブリリアントブルーG-250法	19
クリアランス	48
クルシュマンらせん体	109,110

クレアチニンクリアランス ……… 48
グメリン法 …………………… 25,95
グリース反応 …………………… 31
空胞変性円柱 ……………… 68,72
屈折計法 ………………………… 13

け

ケトン体 ………………………… 23
形状（糞便）…………………… 90
血球計算板 …………………… 132
血球類 …………………… 54,56
血小板円柱 ……………………… 72
血性髄液 ……………………… 100
血尿 ………………… 28,29,30,58
結合塩酸 ……………………… 114
結合組織 ……………………… 97
結石 …………………………… 147
顕微鏡的血尿 ……………… 28,58
懸垂型遠心器 ………………… 51
原尿 ……………………………… 5

こ

コプロポルフィリン …………… 35
コレステロール結晶 …………… 77
呼吸性アシドーシス …………… 16
呼吸性アルカローシス ………… 16
固形便 …………………………… 90
抗利尿ホルモン ………………… 14
後頭下穿刺 ……………………… 99
高速液体クロマトグラフィ …… 37
高速液体クロマトグラフィ/質量分
　析 ……………………………… 34
高張尿 …………………………… 15
高比重尿 …………………… 15,56
酵素免疫測定法 …………… 93,94
黒色髄液 ……………………… 101
米のとぎ汁様便 ………………… 90
混濁（髄液）………………… 101
混濁（穿刺液）……………… 122
混濁（尿）……………………… 10

さ

サイズバリア …………………… 20
サイトスピン法 ………… 104,137
細菌尿 …………………… 17,31
細菌抑制検査 …………………… 39
細胞遠心法 ……………… 104,137
細胞学的検査（髄液）……… 101
細胞学的検査（穿刺液）…… 124
細胞質内封入体細胞 …………… 64
細胞数算定（髄液）………… 101
細胞数算定（穿刺液）……… 124
細胞成分 ………………………… 97
細胞分類（髄液）…………… 102
細胞分類（穿刺液）………… 124
採尿時間 ………………………… 6
採尿手技 ………………………… 7
最高酸分泌量 ………………… 116
最大刺激時酸分泌量 ………… 116
酸化反応 ………………………… 45
酸度測定 ……………………… 114

し

シスチン結晶 …………………… 76
シャルコー・ライデン結晶 …… 111
シュウ酸カルシウム結晶 ……… 75
シュレジンガー法 ……………… 95
ジアゾカップリング法 ……… 25,26
糸球体 ………………………… 5,48
糸球体型赤血球 ……………… 56,80
糸球体性血尿 ………………… 29,30
糸球体性蛋白尿 ……………… 20,21
糸球体濾液 ……………………… 5
糸球体濾過量 …………………… 48
自然喀出法 …………………… 107
自然尿 …………………………… 7,50
自然排尿 ………………………… 7
脂肪 ……………………… 46,96
脂肪円柱 …………………… 68,70
脂肪染色法 ……………………… 96
脂肪尿 …………………………… 46
試験管法 …………………… 27,44
試験紙法（アスコルビン酸）…… 32

試験紙法（ウロビリノゲン）…… 26
試験紙法（ケトン体）………… 23
試験紙法（ビリルビン）……… 25
試験紙法（フェニルケトン体）… 38
試験紙法（亜硝酸塩）………… 31
試験紙法（尿潜血反応）……… 29
試験紙法（尿蛋白）…………… 17
試験紙法（尿糖）……………… 22
試験紙法（尿比重）…………… 14
試験紙法（尿 pH）……………… 16
試験紙法（白血球反応）……… 31
持続性等張尿 …………………… 15
持続的外来腹膜透析 ………… 138
持続的外来腹膜透析排液 …… 138
時間尿 …………………………… 7
色調（喀痰）………………… 108
色調（髄液）………………… 100
色調（精液）………………… 131
色調（穿刺液）……………… 122
色調（尿）……………………… 10
色調（糞便）…………………… 90
煮沸法 …………………………… 18
弱拡大 …………………………… 54
臭気（喀痰）………………… 109
臭気（精液）………………… 131
臭気（尿）……………………… 9
臭気（糞便）…………………… 91
集合管 …………………………… 5
十二指腸ゾンデ法 …………… 117
十二指腸液 …………………… 117
重屈折性脂肪体 ……………… 64
初尿 ……………………………… 7
上皮円柱 …………………… 66,68
上皮細胞 ……………………… 110
上皮細胞類 ………………… 54,58
錠剤法 …………………………… 25
食物残渣 …………………… 78,96
植物性残渣 ……………………… 97
心囊液 ………………………… 121
心膜腔穿刺法 ………………… 121
神経芽細胞腫 ………………… 45
新生児マススクリーニング検査 …39
滲出液 …………………… 123,127
腎盂 ……………………………… 5
腎機能検査 ……………………… 48

腎血漿流量················48
腎後性蛋白尿·········17,20,21
腎小体··················5
腎性蛋白尿··········17,20,21
腎性糖尿·················23
腎前性蛋白尿·········17,20,21
腎臓····················5
腎臓の構造···············5
腎杯····················5
腎不全··················71

す

スカトール············89,91
スクリーニング検査··········1
ステルコビリン············90
ステルンハイマー・マルビン染色
·····················52
ステルンハイマー染色········51
スポットテスト············44
スポット尿················7
スライド方式·············86
スルホサリチル酸法·······18,19
ズダンⅢ染色·············53
水様便··················90
推算糸球体濾過量··········48
膵液···············117,119
随時尿················7,50
髄液··················99
髄液クロール············105
髄液酵素···············105
髄液蛋白···············104
髄液糖·················105

せ

セロトニン···············41
正酸·················116
正常アルブミン尿··········21
性機能障害·············136
性腺分泌物··············78
精液·················129
精液中白血球············135
精液量················130
精子···············129,130

精子異常··············136
精子運動率··········130,133
精子奇形率··········130,135
精子減少症·············133
精子正常形態率··········130
精子生存率·············134
精子濃度············130,131
精子無力症·············134
精漿···············129,130
精路通過障害············136
赤外線吸収スペクトロフォトメトリ
····················147
赤色髄液···············100
赤痢アメーバ·············90
赤血球··············56,110
赤血球円柱············68,69
穿刺液················121
線維素凝塊·············109
潜血···············28,92
全尿···················7
全部尿··················7
前進運動精子············133

そ

早朝第1尿················6
早朝尿················6,50
総塩酸················114
総酸度················114
造精機能障害············136

た

タム・ホースフォールムコ蛋白
·····················66
多尿···················9
大食細胞················58
代謝性アシドーシス·········16
代謝性アルカローシス········16
体表面積···············48
体表面積非補正···········48
体表面積補正············49
胆管胆汁···············117
胆汁···············117,118
胆汁の組成·············119

胆汁色素···············24
胆汁成分···············95
胆石·················147
胆嚢胆汁···············117
炭酸カルシウム結晶········75
淡染細胞················58
蛋白誤差···············17,18
弾力線維············97,110

ち

チャージバリア············20
チロシン············37,38
チロシン結晶·············76
蓄尿················7,50
腟トリコモナス············78
腟分泌液··············144
中間尿··················7
腸肝循環···············26
直接ビリルビン············25
直腸スワブ··············89

て

テッペル・ミカエリス法·······114
ディットリッヒ栓子········109
デンプン················97
デンプン染色法············97
低酸·················116
低張尿··················15
低比重尿·············15,56
泥状便··················90

と

トライエージDOA···········33
トリプトファン·········41,46
トルメーレン反応··········45
ドーパミン··············43
兎糞状便················90
塗抹標本作製法（喀痰）······110
塗抹標本作製法（髄液）······103
塗抹標本作製法（糞便）·······96
糖尿病·················23
糖尿病性腎症············21

導尿 …………………………… 8

な

内視鏡的逆行性胆管膵管造影法
　………………………… 118
内視鏡的膵外分泌機能検査法 … 118

に

ニーランデル法 ………………… 22
日本臨床検査標準協議会 ……… 51
日本臨床検査標準協議会尿沈渣検査
　法 ……………………… 54, 72
日光微塵 ……………………… 101
肉眼的血尿 ………………… 28, 58
乳び血尿 ………………………… 46
乳び尿 …………………………… 46
尿 ………………………………… 5
尿の生成 ………………………… 5
尿の排泄 ………………………… 5
尿検査 …………………………… 5
尿検体の保存 …………………… 8
尿細管 …………………………… 5
尿細管障害 ……………………… 84
尿細管上皮細胞 …………… 61, 82
尿細管性蛋白尿 …………… 20, 21
尿酸アンモニウム結晶 ………… 75
尿酸ナトリウム結晶 ………… 143
尿酸結晶 ………………………… 75
尿試験紙 …………………… 11, 12
尿自動分析装置 ………………… 85
尿浸透圧 ………………………… 14
尿潜血検査 ……………………… 29
尿潜血反応 ………………… 29, 30
尿蛋白 …………………………… 17
尿中有形成分分析装置 ………… 86
尿沈渣 …………………………… 50
尿沈渣成分 ……………………… 80
尿沈渣標本作製法 ……………… 51
尿糖 ……………………………… 22
尿比重 …………………………… 13
尿量 ……………………………… 9
尿路感染症 ………………… 31, 32, 83
尿路結石 …………………… 147, 148
尿路結石症 ……………………… 83
尿路上皮細胞 ……………… 60, 82
尿濾紙法 ………………………… 39
尿 pH …………………………… 15
妊娠反応 ………………………… 34

ね

ネフローゼ症候群 …… 63, 70, 71, 84
ネフロン ……………………… 5, 6
粘液 …………………………… 141
粘血便 ……………………… 90, 91

の

ノルアドレナリン ……………… 43
ノルエピネフリン ……………… 43
ノンネ・アペルト反応 ……… 104
脳室穿刺 ………………………… 99
脳脊髄液 ………………………… 99
濃縮尿 …………………………… 15
濃染細胞 ………………………… 58
膿粘血便 ………………………… 90

は

ハートナップ病 ………………… 47
ハリソン法 ……………………… 25
バソプレッシン ………………… 14
バニリルマンデル酸 …………… 43
パラアミノ馬尿酸クリアランス
　………………………………… 48
パンディー反応 ……………… 104
肺吸虫卵 ……………………… 111
肺結石 ………………………… 109
肺組織片 ……………………… 109
排便数 …………………………… 91
排便量 …………………………… 91
白色下痢便 ……………………… 90
白血球 ………………… 56, 81, 110
白血球円柱 ………………… 68, 69
白血球反応 ……………………… 31
幅広円柱 ………………………… 72

ひ

ヒトパピローマウイルス感染細胞
　………………………………… 65
ヒトポリオーマウイルス感染細胞
　………………………………… 65
ヒト絨毛性ゴナドトロピン …… 34
ビタミン C ……………………… 32
ビリルビン ……………………… 24
ビリルビン結晶 ………………… 77
ビリルビン定性試験 …………… 95
ピロカテコールバイオレット・モリ
　ブデン錯体発色法 …………… 19
ピロガロールレッド・モリブデン錯
　体発色法 ……………………… 18
ピロガロールレッド法 ………… 19
ピロリン酸カルシウム結晶 … 143
比重（穿刺液）……………… 122
比色法 …………………………… 19
比濁法 …………………………… 20
非糸球体型赤血球 …… 56, 80, 81
非糸球体性血尿 …………… 29, 30
非上皮細胞類 …………………… 56
非侵襲的検査 …………………… 1
非前進運動精子 ……………… 133
非抱合型ビリルビン ……… 25, 26
微生物検査 ……………………… 89
微生物類 ……………… 54, 56, 78
微量アルブミン ………………… 21
微量アルブミン尿 ……………… 21
鼻汁 …………………………… 141
引きガラス法 …………… 104, 137
氷点降下法 ……………………… 15
病的蛋白尿 ………………… 20, 21
病的付着物（糞便）…………… 91

ふ

フィッシャー法のブルグシュ変法
　………………………………… 36
フィッシュバーグ濃縮試験 …… 49
フィブリン円柱 ………………… 72
フェニルアラニン ………… 37, 38
フェニルアラニンヒドロキシラーゼ

································37
フェニルケトン体·················37
フェニルケトン尿症···············37
フロー方式·······················86
プレスコット・ブロディ染色······52
不動精子·······················133
負荷後尿·························7
浮秤法··························13
副性器障害·····················136
腹腔穿刺法·····················121
腹水······················121,127
糞便···························89
分配尿···························8

へ

ヘム···························35
ヘモグロビン···················35
ヘモグロビン円柱···············72
ヘモグロビン尿··············28,30
ヘモジデリン円柱···············72
ヘモジデリン顆粒···············78
ヘリコバクター・ピロリ·········116
ベネディクト試薬···············22
ベネディクト法·················22
ベルリンブルー染色·············53
ベンス ジョーンズ蛋白円柱·····72
ベンゼトニウムクロライド法·····20
閉塞性黄疸·····················85
変形赤血球·····················56
扁平上皮細胞···············60,82
偏光顕微鏡·················64,71
便潜血反応················89,92

ほ

ホモゲンチジン酸···············39
ホモゲンチジン酸-1,2-ジオキシゲ
　ナーゼ························39
ホモバニリン酸·················43
ボーマン囊······················5
ポルフィリン症·················37
ポルフィリン体·················35
ポルフィリン尿症···············37
ポルホビリノゲン···············35

抱合型ビリルビン············25,26
乏尿····························9
膀胱穿刺尿······················8

ま

慢性腎臓病·····················48

み

ミオグロビン円柱···············72
ミオグロビン尿··············28,30

む

無酸··························116
無晶性リン酸塩·················75
無晶性尿酸塩···················75
無精子症·····················133
無尿····························9

め

メタクロマジー·················14
メラニン尿·····················45
メラノーマ·····················45
メラノゲン·····················45
免疫学的検査法（糞便）·········92

も

モイレングラハトの黄疸指数···118

や

ヤッフェ法·····················46

ゆ

有形軟便·······················90
遊離塩酸·····················114

よ

羊水··························140

陽イオン抽出法··············14,15
腰椎穿刺·······················99

ら

ラテックス凝集法···············93
ランゲ法·······················23
落下法·························13
卵円形脂肪体···················63
乱用薬物スクリーニング検査·····33

り

リコール·······················99
リバルタ反応·················123
リン酸アンモニウムマグネシウム結
　晶···························75
リン酸カルシウム結晶···········75

る

ループス腎炎···················74

ろ

ロイシン結晶···················76
ローゼンバッハ法···············25
ロザン法·······················25
ロテラ法の吉川変法·············23
ろう様円柱·················68,71
漏出液····················123,127

わ

ワーレス・ダイヤモンド法·······27
ワトソン・シュワルツ法·········36
ワトソン・ホーキンソン法·······25

数字

2,8-DHA 結晶··················77
2,8-ジヒドロキシアデニン結晶
······························77
3-OHBA·······················23
3-ヒドロキシ酪酸···············23

索引　157

5-HIAA……41
5-hydroxyindoleacetic acid……41
5-ヒドロキシインドール酢酸……41
24時間蓄尿……7

ギリシャ文字

β-ヒドロキシ酪酸……23
δ-アミノレブリン酸……35

欧文索引

A

A胆汁……117,118
ALA……35
alkaptonuria……39

B

Bürker-Türk計算板……124,132
B胆汁……117,118
bacterial inhibition assay……39
BAL……137
BALF……137
BAO……116
basic acid output……115
Bence Jones蛋白……17,20
Bence Jones蛋白円柱……72
Benedict法……22
Berlin blue染色……53
BIA……39
bile……118
BJP……20
blue diaper syndrome……47
broad cast……72
bronchoalveolar lavage……137
bronchoalveolar lavage fluid……137
BSA……48

C

C_{Cr}……48
C_{in}……48
C_{PAH}……48
C胆汁……117,118
calculus……147
CAPD排液……138
CBB G-250法……19
cerebrospinal fluid……99
chronic kidney disease……48
chyluria……46
CKD……48,49,50
Cockcroft-Gault式……48,49
continuous ambulatory peritoneal dialysis……138
creatinine clearance……48

D

dark cell……58
dip & read方式……11
duodenal juice……117
dysmorphic RBC……56

E

eGFR……48
eGFRcreat……48
eGFRcys……48
Ehrlichのアルデヒド法……27
EIA……93
ePFT……118
ERCP……118
estimated GFR……48

F

feces……89
Fischer法のBrugsch変法……36
Fishberg's test……49
Fuchs-Rosenthal計算板……101,102

G

gastric juice……113
gas chromatography mass spectrometry……41
GC/MS……34,41
GFR……48
glitter cell……58
glomerular filtration rate……48
Gmelin法……25,95
GP1-P4……54,72
Griess反応……31
Guthrie法……39

H

Harrison法……25
Hartnup病……47
hCG……34
hematochyluria……46
high performance liquid chromatography……37
high power field……54
homogentisic acid……39
homovanillic acid……44
HPF……54
HPLC……37
human chorionic gonadotropin……34
HVA……44
Helicobacter pylori……116

I

inulin clearance……48
isomorphic RBC……56

J

Jaffé法……46
JCCLS……51
JCCLS尿沈渣検査法……54,72
JSCPノモグラム……13,15

K

Kingsbury-Clark法……19

L

Lange 法 ································· 23
LC/MS ···································· 34
lipuria ···································· 46
low power field ····················· 54
LPF ······································· 54

M

Makler の計算板 ···················· 132
Maltese cross ··············· 64,70,71
MAO ···································· 116
maximal acid output ············ 116

N

Nylander 法 ···························· 22

O

OB ·· 28
Obermayer 法 ·························· 47
occult blood ··························· 28
occult blood reaction ············· 92
OTC 検査薬 ························ 2,34

P

pale cell ································ 58
pancreatic juice ··················· 119
PAO ···································· 116

para-aminohippuric acid clearance ································· 48
PBG ······································ 35
peak acid output ·················· 116
PFD 試験 ····························· 120
pH メータ ····························· 16
pH（精液）······················ 130,131
pH（穿刺液）························ 122
pH（糞便）····························· 92
phenolsulfonphthalein 排泄試験
 ·· 50
phenylketonuria ····················· 37
PKU ································ 37,39
porphyria ······························· 37
porphyrinuria ························· 37
Prescott-Brodie 染色 ········ 52,70
PSP 排泄試験 ···················· 49,50
punctured fluid ···················· 121
Putnam 法 ····························· 20

R

renal plasma flow ·················· 48
Rosenbach 法 ························· 25
Rosin 法 ································ 25
Rothera 法の吉川変法 ············· 23
RPF ······································ 48

S

S 染色 ··································· 51
Schlesinger 法 ························ 96
semen ·································· 129

SM 染色 ································ 52
sputum ································ 107
Sternheimer 染色 ···················· 51
Sternheimer-Malbin 染色 ········ 52
SudanⅢ染色 ············· 53,64,70,96

T

Töpfer-Michaelis 法 ·············· 114
Tamm-Horsfall ムコ蛋白 ········ 66
telescoped sediment ··············· 74
Thompson's 2 杯分尿法 ············ 8
Thormählen 反応 ···················· 45

U

urinary sediment ···················· 50
urine ······································· 5
urobilin ································· 26
urobilinogen ·························· 26

V

vanillylmandelic acid ············· 43
VMA ····································· 43

W

Wallace-Diamond 法 ·············· 27
Watson-Hawkinson 法 ············ 25
Watson-Schwartz 法 ··············· 36
WHO ·································· 133

【編者略歴】

三村　邦裕（みむら　くにひろ）

1980年	東洋公衆衛生学院臨床検査技術学科卒業
1985年	東京理科大学理学部卒業
1986年	東洋公衆衛生学院臨床検査技術学科教務主任
1993年	杏林大学医学部医学研究科研究生修了　医学博士
2003年	全国臨床検査技師教育施設協議会会長
2004年	放送大学大学院修了
2005年	放送大学大学院客員教授
2006年	日本臨床検査学教育協議会理事長
	千葉科学大学教授（危機管理学部臨床検査学コース）
2008年	千葉科学大学大学院教授（危機管理学研究科）併任
2014年	千葉科学大学大学院専攻長併任
2016年	千葉科学大学危機管理学部長
	千葉科学大学大学院研究科長
2020年	千葉科学大学産学連携センター長
2023年	千葉科学大学名誉教授
	日本臨床検査同学院事務局長
2024年	東京医療保健大学臨床検査学専攻長／教授
	現在にいたる

宿谷　賢一（しゅくや　けんいち）

1987 年	杏林大学保健学部卒業
1987 年	杏林大学医学部付属病院中央臨床検査部
2002 年	東京大学医学部附属病院検査部主任
2009 年	杏林大学大学院保健学研究科博士前期課程修了
	東京大学医学部附属病院検査部副臨床検査技師長
2016 年	東京医科歯科大学大学院保健衛生学研究科博士課程修了　博士（保健学）
2018 年	国際医療福祉大学教授（福岡保健医療学部医学検査学科）
	国際医療福祉大学大学院教授（保健医療学専攻臨床検査学分野）
2022 年	順天堂大学教授（医療科学部臨床検査学科）

最新臨床検査学講座
一般検査学　　　　　　　　　　　　　　　　ISBN978-4-263-22367-3

2016 年 3 月 10 日　第 1 版第 1 刷発行
2025 年 1 月 10 日　第 1 版第 10 刷発行

編著者　三　村　邦　裕
　　　　宿　谷　賢　一
発行者　白　石　泰　夫
発行所　医歯薬出版株式会社
〒113-8612　東京都文京区本駒込 1-7-10
TEL.（03）5395-7620（編集）・7616（販売）
FAX.（03）5395-7603（編集）・8563（販売）
https://www.ishiyaku.co.jp/
郵便振替番号　00190-5-13816

乱丁，落丁の際はお取り替えいたします　　　印刷・三報社印刷／製本・愛千製本所
© Ishiyaku Publishers, Inc., 2016. Printed in Japan

本書の複製権・翻訳権・翻案権・上映権・譲渡権・貸与権・公衆送信権（送信可能化権を含む）・口述権は，医歯薬出版（株）が保有します．
本書を無断で複製する行為（コピー，スキャン，デジタルデータ化など）は，「私的使用のための複製」などの著作権法上の限られた例外を除き禁じられています．また私的使用に該当する場合であっても，請負業者等の第三者に依頼し上記の行為を行うことは違法となります．

JCOPY ＜ 出版者著作権管理機構　委託出版物 ＞
本書をコピーやスキャン等により複製される場合は，そのつど事前に出版者著作権管理機構（電話03-5244-5088, FAX 03-5244-5089, e-mail:info@jcopy.or.jp）の許諾を得てください．